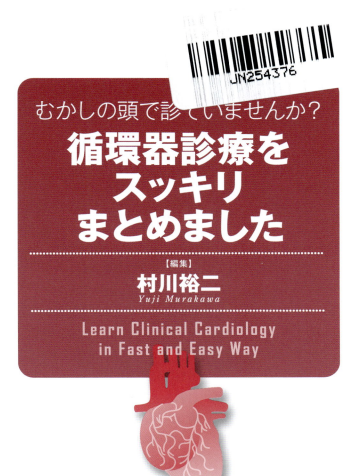

むかしの頭で診ていませんか？
循環器診療をスッキリまとめました

【編集】
村川裕二
Yuji Murakawa

Learn Clinical Cardiology
in Fast and Easy Way

南江堂

執筆者一覧

編　集

村川　裕二	むらかわ　ゆうじ	帝京大学医学部附属溝口病院第四内科

執　筆（執筆順）

山口　浩司	やまぐち　こうじ	徳島大学病院循環器内科
小島　　淳	こじま　すなお	熊本大学医学部附属病院高度医療開発センター心不全先端医療寄附講座
浅川　雅子	あさかわ　まさこ	JR 東京総合病院循環器内科
黒崎　健司	くろさき　けんじ	横浜労災病院不整脈科
向井　　靖	むかい　やすし	九州大学医学部循環器内科
青柳　秀史	あおやぎ　ひでし	横浜市立みなと赤十字病院循環器内科
池ノ内　浩	いけのうち　ひろし	日本赤十字社医療センター循環器内科
加藤　尚子	かとう　なおこ	東京大学大学院医学系研究科重症心不全治療開発講座
加藤　武史	かとう　たけし	金沢大学附属病院循環器内科
加藤　律史	かとう　りつし	埼玉医科大学国際医療センター心臓内科
宮本　康二	みやもと　こうじ	国立循環器病研究センター不整脈科
泉　　知里	いずみ　ちさと	天理よろづ相談所病院循環器内科
伊達　基郎	だて　もとお	国立病院機構大阪医療センター循環器内科
高部　智哲	たかべ　ともさと	江東病院循環器内科
有川　拓男	ありかわ　たくお	獨協医科大学医学部心臓・血管内科
杉下　和郎	すぎした　かずろう	JR 東京総合病院循環器内科
矢崎　義直	やざき　よしなお	東京医科大学医学部循環器内科
安喰　恒輔	あじき　こうすけ	JR 東京総合病院循環器内科
増田　貴博	ますだ　たかひろ	自治医科大学医学部腎臓内科
村川　裕二	むらかわ　ゆうじ	帝京大学医学部附属溝口病院第四内科

慶田　毅彦	けいだ　たけひこ	江戸川病院循環器内科
髙橋　智弘	たかはし　ともひろ	岩手医科大学医学部心血管・腎・内分泌内科
金森　健太	かなもり　けんた	帝京大学医学部附属溝口病院第四内科
樋口　義治	ひぐち　よしはる	大阪警察病院循環器内科
佐川　俊世	さがわ　としお	帝京大学医学部附属病院救急科 ER センター
大林　王司	おおばやし　おうじ	練馬光が丘病院呼吸器内科
平位　有恒	ひらい　ゆうこう	呉共済病院循環器内科
松村　穣	まつむら　ゆたか	さいたま赤十字病院循環器科
津野田雅敏	つのだ　まさとし	心臓病センター榊原病院放射線科
松原　巧	まつばら　たくみ	東京大学医学部附属病院循環器内科
杉下　靖之	すぎした　やすゆき	公立学校共済組合関東中央病院循環器内科
添木　武	そえき　たけし	徳島大学大学院医歯薬学研究部循環器内科学

序　文

この本は，
　「循環器は専門でない」けれども，
　「循環器疾患を診る機会がある」先生がた
　　　　　　　　　　　　　　　　　を対象にしたものです．

　内視鏡検査を希望する患者さんから「虚血性心疾患の治療を受けた」と聞いたとき，消化器内科医が「その治療と，検査のリスク」をおおよそ理解できるほうが円滑な診療に結びつくはずです．
　糖尿病専門医のもとに通っている患者さんの血圧が高くなってきたとき，担当医が「どういう降圧薬が理にかなっているか」知っていたほうが，動きやすいでしょう．
　下肢の腫脹があるとき，整形外科医でも静脈の問題か，動脈の問題かを見きわめられたほうが，どの検査をオーダーして，いかなるタイミングで紹介状を書くか確信が持ちやすくなります．
　どういうところを心がけたかというと……

● **各項目の冒頭に結論を書きました．**
　「ああでもないこうでもない」という議論のあとに結論があっては，メッセージが見えにくくなるからです．
● **循環器疾患をすべて扱っているわけではありません．**
　「出会う可能性が高い」病態だけ扱っています．むずかしい疾患，まれな疾患に心を悩ますのはムダだと思ったからです．
● **それぞれのスペシャリストに，「凝縮する」ことをお願いしました．**
　読み通せる量になっています．

　楽しんで読んでいただければ嬉しいです．
　2015年7月
　　　　　　　　　　　　　　　　　　　　　　　　　　　　編　者

謝辞　この本の企画は清水クリニック（目黒区）の清水泰樹先生とお話ししている中から思いついたものです．ここに御礼申し上げます．

目 次

1 安定狭心症はどこへ消えた？ 　　　　　　　　　　　　　　　　　　　　　　山口　浩司　　1

2 何となく硝酸薬を使い続けていいか？ 　　　　　　　　　　　　　　　　　　小島　淳　　8

3 左室の収縮が良くても心不全は起こる 　　　　　　　　　　　　　　　　　　浅川　雅子　　15

4 薬物治療を試みることなく
カテーテルアブレーションを勧めていいか？ 　　　　　　　　　　　　　　黒崎　健司　　22

5 心室期外収縮の薬物治療は行わない 　　　　　　　　　　　　　　　　　　　向井　靖　　28

6 血圧を下げすぎるのはよくないのか？ 　　　　　　　　　　　　　　　　　　青柳　秀史　　36

7 ジギタリスはたくさん使わない 　　　　　　　　　　　　　　　　　　　　　池ノ内　浩　　44

8 心不全にはβ遮断薬を使わなければならない 　　　　　　　　　　　　　　加藤　尚子　　51

9 心拍数が低いことはいいことだ 　　　　　　　　　　　　　　　　　　　　　加藤　武史　　58

10 CHA_2DS_2-VASc スコアがゼロでも
抗凝固薬を使うことがある 　　　　　　　　　　　　　　　　　　　　　　加藤　律史　　66

11 発作性心房細動でも抗凝固療法を行うワケ 　　　　　　　　　　　　　　　　宮本　康二　　73

12	たこつぼ心筋症に出会うか？	泉　知里	80
13	最近のステントはどこが変わったか？	伊達　基郎	87
14	心電図で分からない心筋梗塞に出会ったら？	髙部　智哲	94
15	大動脈瘤は誰にできるか？	有川　拓男	101
16	慢性心不全はどこを診るのか？	杉下　和郎	109
17	洞不全症候群でもペースメーカーを植込まないことがある	矢崎　義直	118
18	薬剤性QT延長が起きるのは誰か？	安喰　恒輔	125
19	減塩しても血圧が下がらない人がいる	増田　貴博	132
20	ワルファリンはもう使わないのか？	村川　裕二	138
21	心房細動のカテーテルアブレーションで得する人と得しない人	慶田　毅彦	144
22	間違った利尿薬の使い方とは？	髙橋　智弘	151
23	足が腫れていたらどうするか？	金森　健太	159
24	痛い足に出会ったら？	樋口　義治	165

25	血圧が低くて問題があるか？ 　　　　　　　　　　　佐川　俊世	172
26	肺気腫を治療する 　　　　　　　　　　　大林　王司	179
27	Brugada 症候群に出会う可能性はあるか？ 　　　　　　　　　　　平位　有恒	185
28	頸動脈エコーで何が見えるか？ 　　　　　　　　　　　松村　穣	192
29	CT による冠動脈検査は信用できるか？ 　　　　　　　　　　　津野田雅敏	199
30	肺塞栓症を疑うとき 　　　　　　　　　　　金森　健太	207
31	肺炎か心不全か分からないとき 　　　　　　　　　　　松原　巧	212
32	冠危険因子の数はどういう意味があるのか？ 　　　　　　　　　　　杉下　靖之	219
33	「何となくアスピリン」でいいか？ 　　　　　　　　　　　添木　武	226

索　引 　　　　　　　　　　　233

1 安定狭心症はどこへ消えた？

結論から先に

- 安定狭心症を繰り返す患者さんが減った理由は2つ考えられます．

> ① 安定した PCI 治療が確立されたこと
> ② 狭心症をコントロールできる薬剤が確立されたこと

  です．
- 一枝あるいは二枝病変安定狭心症に対する手術治療は，予後の改善効果は明らかになっていません．症状のない偶然に見つかった冠動脈狭窄の患者さんの手術適応については慎重に検討すべきです．
- 狭心症の患者さんには，まず抗血小板薬，スタチン製剤，β遮断薬の使用をまず考えます．
- 急性冠症候群（acute coronary syndrome：ACS）発症予防のためには冠動脈プラークの安定化が重要であり，スタチンの効果が注目されています．

病気自体は増えている

- 最近のわが国では，高齢化社会，食事の欧米化，ライフスタイルの変化などにより，動脈硬化疾患数がかなり増えています．とくに2〜4 mmの冠動脈に動脈硬化が起こると虚血が生じやすく，日常診療で遭遇する機会も増えています．

- 不安定狭心症，急性心筋梗塞などの ACS に対する経皮的冠動脈インターベンション（percutaneous coronary intervention：PCI）の予後改善効果は明らかになっていますが，安定狭心症に対する治療方法の選択については，個人の判断に委ねられているところも多いです．

PCI の進化

- 大先輩の先生方から「昔は ACS の PCI 後には急性冠動脈閉塞を繰り返すために一晩中家に帰れなかった」という話をよく聞きましたが，筆者が心臓カテーテルの世界に足を踏み入れた約 15 年前はすでにステント時代であり，PCI 後の急性冠動脈閉塞はあまり見かけなくなっていました．
- 冠動脈ステントの最大の貢献は再狭窄予防と思っていましたが，本当のところは急性冠動脈閉塞の予防効果です．最近は直径 2.25 mm のステントも使えるようになり，バルーン拡張術後に冠動脈解離を起こしてもステントを挿入できれば狭心症状は改善することとなります．
- また 2004 年からわが国でも薬剤溶出性ステント（drug eluting stent：DES）が使用できるようになり，待機的 PCI の最大の問題点であった再狭窄が劇的に減少し，また手技の安全性も向上しました．その結果，これまで困難とされてきた高度狭窄病変や完全閉塞病変まで PCI が積極的に行われるようになってきました．
- しかし，世の中何もかもはうまくいかないのが常です．2006 年の欧州心臓病学会（European Society of Cardiology：ESC）で"DES は死亡率を改善せず，むしろ晩期のステント血栓症が増える"という内容が発表され，学会新聞の一面に大きく取

- り扱われ，現地（バルセロナ）で筆者もそのニュースに驚いたのを覚えています．
- その後，塗布されている薬剤（現在はエベロリムス，バイオリムスなどの第二世代 DES が主流），ポリマー，プラットフォームなどの改良が行われ，ステント血栓症は減少傾向です．
- しかし，現在でもステント留置後早期に抗血小板薬を完全に中止するとステント血栓症を発症する危険性が高まるために，**DES 留置後の患者さんでの周術期あるいは出血時の，抗血小板薬の減量あるいは中止の対応は非常に慎重にならざるをえない**状況は続いています．

代表的な狭心症薬は？

1 抗血小板薬

- PCI を予定されている患者さんに，術前からアスピリンとチエノピリジン系薬（クロピドグレルあるいはチクロピジン）の 2 剤の抗血小板薬を使用することは，ステント血栓症予防において重要であることは周知ですが，PCI に関係なくアスピリンによる心筋梗塞の一次予防効果も明らかになっており，狭心症の患者さんにはまず使いたい薬です．

2 スタチン製剤

- HMG-CoA 還元酵素の働きを阻害することによって，血液中のコレステロール値を低下させる薬物の総称で，1973 年に日本人によって最初のスタチンが発見されました．ガイドラインに沿って目標 LDL コレステロール値まで下げることが重要です．
- また，LDL コレステロール低下作用とは別に抗炎症作用を中心とした多面的作用が注目されており，**プラーク安定化にもっとも重要な薬剤**と考えられています．

3 β遮断薬

- 心筋梗塞後には突然死や心筋梗塞再発を減らすエビデンスがあります．薬効として降圧作用，徐拍作用を有するため，狭心症状の閾値を上げる効果があり，薬物加療の方針となった患者さんの中心的薬剤となります．
- ただし，**冠攣縮，喘息発作を誘発する**場合があり，注意が必要です．

4 硝酸薬

- 狭心症状出現時の症状改善効果および運動耐容能改善効果については，硝酸薬投与は有用とされています．しかし，**硝酸薬の長期間連用により心事故が減少するという明確な成績はありません．**

5 カルシウム拮抗薬

- わが国では狭心症の患者さんの約6割が冠攣縮を有することが示されており，安静時狭心症状を有する患者さんには必須です．また，長時間作用型のジヒドロピリジン系薬では安全性と多面的効果を有する有効性も示されており，ガイドラインでは第一選択の降圧薬の1つとして位置づけられています．

虚血性心疾患の治療方法といえば

- ① PCI，②冠動脈バイパス手術（coronary artery bypass grafting：CABG），③薬物療法が考えられます．一般的には，軽症の患者さんには薬物療法で，重症の患者さんには手術ということになります．

> ① PCIの特徴：低侵襲性，再PCIが比較的容易，短時間で可
> ② CABGの特徴：高侵襲性，死亡率が高い，再CABGは容易ではない

- 生活の質（QOL），運動能の改善，発作の出現頻度についてはPCI，CABGの方が薬物療法のみと比べて有意に改善が認められます（症状の改善のためには薬物療法より手術治療の方が勝っています）.
- 狭心症状のある患者さんにはPCIを勧めるべきで，裏を返すと，**症状のない偶然に見つかった冠動脈狭窄の患者さんのPCIの適応については慎重に検討すべき**であると思われます.
- 冠動脈造影で有意狭窄があり，その灌流域に心筋虚血が証明（負荷心電図，負荷心筋シンチグラフィ，負荷心エコー図，症状などにより）されている場合にはPCIの適応となりえます.

TAKE HOME MESSAGE

- 狭心症の患者さんは増えていますが，PCI治療（とくにステント）と薬物の進化により，胸痛発作を繰り返す患者さんは減っています.
- 狭心症治療方法は手術（PCIあるいはCABG）と薬物治療の2通りありますが，薬物治療を行っても虚血が証明される患者さんには手術が勧められます.
- ACSを発症すると少なからず後遺症が残ることが多く，内科医にとって適切な薬物加療で冠動脈プラークの安定化を図ることが最重要事項となります.

Column 1　急性冠症候群（ACS）とは？

- 不安定狭心症と急性心筋梗塞は，粥腫（プラーク）の破綻に続いて血栓が形成され，冠動脈内が閉塞あるいは亜完全閉塞されたために発症することが明らかにされ（**図1**），ACSと呼ばれています. 狭心症状は何度繰り返しても，壁運動異常などの後遺症を残すこ

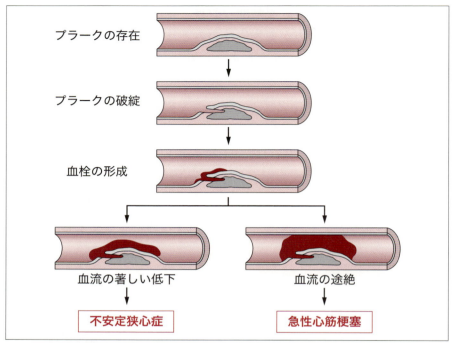

図1 急性冠症候群の病態

とはありませんが，いったん ACS を発症すると，少なからず心筋細胞への虚血壊死が生じます．
・その後に心機能障害，不整脈などの後遺症を残すこととなるため，ACS 発症はできる限り予防しなければなりません．そのためにはプラークの破綻を予防することが大切で，プラークの安定化が最大重要事項です．

Column 2 プラーク安定化（量より質？）

・本文中でもプラーク安定化という言葉を用いていますが，最近はプラークの量より質についての研究が注目されています．というのは，ACS の概念が Libby らにより提唱され[1]，ACS を起こしやす

い動脈硬化性プラークはマクロファージなどの炎症細胞に富み，薄い線維性被膜（fibrous cap）によって覆われている脂質成分に富んだプラークであることが明らかになったからです．
- ACSの発生機転（冠動脈粥状硬化の進展や破綻）として，炎症細胞の浸潤を伴った線維性被膜の破裂を伴う症例がもっとも多く認められており，線維性被膜の安定化と脂質コアの縮小がプラークの安定化に重要であると考えられています．プラーク内の脂質は酸化LDLを貪食した泡沫細胞であり，強力な血中のLDLコレステロール低下作用と，プラーク破綻のきっかけとなる炎症反応抑制効果から，動脈硬化進展に対しての予防効果についてはスタチン製剤がもっとも注目を浴びています．
- 従来のグレースケール冠動脈血管内超音波検査（intravascular ultrasound：IVUS）画像では冠動脈プラークの質的評価を正確に行うことは困難でしたが，近年 IVUS の後方散乱信号のスペクトルパラメータを組み合わせることによりプラークの性状を診断できる integrated backscatter IVUS（IB-IVUS）が臨床においても使用可能になっています．
- 川崎らは，脂質異常症をもつ安定狭心症の52症例を対象に，アトルバスタチン投与群（20 mg/日），プラバスタチン投与群（20 mg/日），コントロール群（食事療法）の3群に分け，それぞれPCI施行時と6ヵ月後に IB-IVUS を行い，プラークの性状を評価しました．その結果，脂質低下療法は6ヵ月間という短期間で，脂質成分が豊富なプラークから脂質成分を減少させ，線維成分を増加させるというプラーク安定化効果の可能性が示されました[2]．

文　献
1) Libby P. Circulation. 1995; **91**: 2844-2850
2) Kawasaki M, et al. J Am Coll Cardiol. 2005; **45**: 1946-1953

2 何となく硝酸薬を使い続けていいか？

結論から先に

- 虚血性心疾患の患者さんに対する発作予防のための慢性的な硝酸薬投与の意義は十分にあると考えられます．

  - 硝酸薬投与中の患者さんで，現在，狭心症発作が認められず安定しているにもかかわらず硝酸薬を中止すると，狭心症発作が再び起こり始めることがありますので，安易な硝酸薬の中断は避けるべきです．

- 硝酸薬を投与しておくと，将来の急性冠イベントの重症化を軽減できる薬理学的プレコンディショニング効果が期待できるかもしれません．

硝酸薬投与の適応や禁忌は？

- 硝酸薬の主要な働きとして，前負荷・後負荷の改善による心筋酸素需要の抑制，冠攣縮の抑制，および左室リモデリングの抑制が挙げられます．
- 狭心症の発作寛解のための硝酸薬の舌下投与は絶対的適応です．またうっ血性心不全に対して治療目的で投与することも十分な適応です．
- 重篤な低血圧や心原性ショックに対して硝酸薬投与は禁忌です．
  - ＊上記にあるように，硝酸薬の適応となる病態については本項では割愛し，安定した虚血性心疾患の患者さんに対する慢性的な硝酸薬投与の有用性について述べます．

硝酸薬の長期投与は有害であることは本当か？

- 血栓溶解療法時代に硝酸薬に関する代表的な2つのメガトライアル[1,2]が行われましたが，いずれも予後を改善するには至りませんでした．しかし，これらは予後の観察期間が1〜2ヵ月弱と大変短かったことが問題点の1つとして挙げられています．

- 国内でも，陳旧性心筋梗塞の患者さんを対象に硝酸薬投与の有効性を検討した試験があります．その結果は，硝酸薬を投与することによって心血管イベントを起こしやすくなるというものでした．しかし，この研究では十分な無作為化ができておらず，硝酸薬投与群には病態が悪い症例が多く含まれていたなど，真の硝酸薬の効果を見ることはできませんでした．

- その後もしばらく硝酸薬投与に関して否定的なデータが発表される中で，2000年に日本循環器学会により『心筋梗塞二次予防に関するガイドライン』が発表され，硝酸薬の長期投与はクラスⅢ（有害である）と掲載されました．2006年に発表された改訂版においても，硝酸薬の長期投与はクラスⅢのままでした．

- 日本における2000年以前のデータでは，心筋梗塞後に約7割の患者さんに硝酸薬が投与されていましたが，2000年以降では患者さんの約4分の1程度にしか投与されておらず，恐らくこれまで発表された臨床データやわが国の『心筋梗塞二次予防に関するガイドライン』などが影響を及ぼした可能性があると考えられます．一方で，硝酸薬に関するデータは海外も含めいずれも古いものばかりでした．

この臨床研究がブレイクスルー

- 硝酸薬にとってはしばらく冬の時代が続いていましたが，現在の冠動脈インターベンション時代に入り，心筋梗塞の患者さんを対象に後ろ向き試験である Japanese Acute Coronary Syndrome Study（JACSS）が行われました．このデータを用いて，硝酸薬の長期投与が本当に有害であるのか，改めて検討されました．
- 投薬に関する後ろ向き試験で注意すべきなのは，患者さんの病態に応じて主治医が薬の投与または非投与の決定に関与した可能性があるということです．これを解決する1つの方法として，propensity score matching があります．これを用いることで，可能な限り交絡因子の影響を排除させた状態で，薬の影響を検討することが可能になります．
- JACSS ではこの手法を用いて検討したところ，少なくとも硝酸薬は心筋梗塞後の患者さんの総死亡に影響を与えるものとはなりませんでした．心イベントや心血管イベントについても同様に差は見られませんでした．
- この JACSS を皮切りに，硝酸薬に関するデータについて国内から発表が相次ぎました．

国内の硝酸薬に関する臨床研究について

- the Heart Institute of Japan Acute Myocardial Infarction（HIJAMI）registry も心筋梗塞の患者さんを対象に硝酸薬投与の有効性を検討したものです．その結果は，JACSS と同様に硝酸薬投与は予後を悪化させるものではないというものでした（**図 1**）．
- Japanese Coronary Artery Disease（JCAD）研究は冠動脈疾患

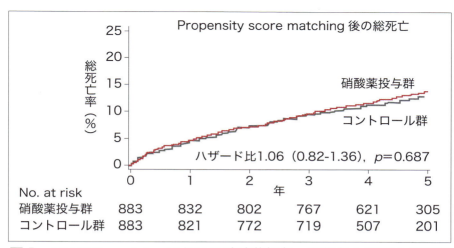

図1 HIJAMI registryにおける硝酸薬投与・非投与と総死亡の関係
［Yamauchi T, et al. Cardiovasc Drugs Ther. 2008; **22**: 177-184 より引用］

の患者さんを対象にしたものです．コホート全体では硝酸薬については予後に有意差を認めませんでしたが，心筋梗塞症例に限ると硝酸薬は有用であるという結果でした（**図2**）．

- CREDO-Kyoto研究は心筋梗塞を除いた初回冠血行再建術を施行された患者さんを対象に行われた研究です．その結果，総死亡ついては全患者さんおよび冠動脈インターベンションが施行された患者さんに限っても，硝酸薬は予後を改善するという結果でした（**図3**）．

硝酸薬耐性が気になるために，あえて投与を中止するか？

- 硝酸薬の耐性については，フリーラジカルの産生や内皮機能異常，交感神経活性などによる一酸化窒素のバイオアベイラビリティの低下が原因と考えられており，これが硝酸薬長期投与に有害な作用を及ぼすかもしれないと言われています．

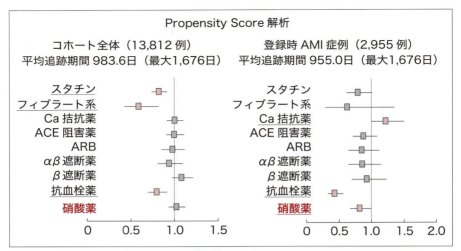

図2 JCAD研究における硝酸薬投与と脳心血管イベントの関係
ACE：アンジオテンシン変換酵素，ARB：アンジオテンシンⅡ受容体拮抗薬
［Kohro T, et al. Circ J. 2007; **71**: 1835-1840 より引用］

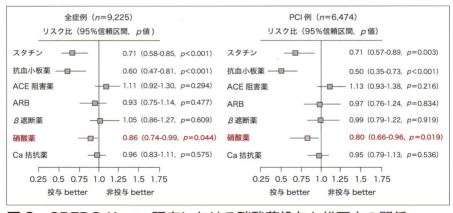

図3 CREDO-Kyoto研究における硝酸薬投与と総死亡の関係
［古川 裕ほか．診療と新薬．2008; **45**: 823-829 より引用］

- 実際に硝酸薬を投与し続けることで血管拡張反応や運動耐容能の低下が臨床的に認められますが，総死亡や心血管イベントの増加につながるかは現段階では不明です．
- 一方，硝酸薬を突然休薬すると狭心症発作が増悪するリバウンド現象が見られることもしばしば経験されます．
- 以上より，安定した虚血性心疾患の患者さんに対する硝酸薬の長期投与について，少なくとも予後を悪化させるものとは考えにくく，二次予防としての位置づけも考慮できるのではないかと現在では考えられてきています．

硝酸薬を投与するメリットは他にある？

- 国際的大規模登録研究である the Global Registry of Acute Coronary Events（GRACE）試験によると，硝酸薬長期投与によって急性冠イベントの進展を抑制できることから，硝酸薬には薬理学的プレコンディショニング効果があることが示唆されました[3]．
- 日本で行われた East-Osaka acute coronary syndrome（EACS）registry でも，硝酸薬を発症前から投与されていた患者さんでは，ST 上昇型心筋梗塞（STEMI）よりも非 ST 上昇型心筋梗塞（NSTEMI）や不安定狭心症を発症しやすいということが発表されました[4]．
- 筆者らも JACSS データを用いて，急性心筋梗塞（acute myocardial infarction：AMI）発症前より硝酸薬を投与されていたか否かで検討したところ，硝酸薬を投与されていた方が STEMI よりも NSTEMI で発症しやすいことが判明しました．
- 以上より，前もって硝酸薬を投与しておくことで，急性冠イベントの重症化を予防できる可能性が示唆されました[5]．

TAKE HOME MESSAGE

- すでに硝酸薬が投与され，狭心症発作が認められず病態が安定している虚血性心疾患の患者さんでは，あえて硝酸薬を中止する必要はありません．
- 硝酸薬を投与しておくことで，将来の急性冠イベントの重症化を軽減できる可能性があります．

文　献
1) Gruppo Italiano per lo studio della sopravvivenza nell'infarto miocardico. Lancet. 1994; **343**: 1115-1122
2) ISIS-4 (fourth international study of infarct survival) collaborative group. Lancet. 1995; **345**: 669-685
3) Ambrosio G, et al. Eur Heart J. 2010; **31**: 430-438
4) Hoshida S, et al. Atherosclerosis. 2011; **219**: 355-360
5) Kojima S, et al. Circulation. 2014; **130**: A13121

3 左室の収縮が良くても心不全は起こる

結論から先に

- 左室収縮が良くても心不全は起こります．
- 心不全は，心臓ポンプの機能が不十分な状態により起こる全身性の症候群を示す言葉であり，病名ではありません．Framingham 研究は心不全という診断基準をもった唯一の研究であるため，現在でもその分類が示されます．古典的には，心臓弁膜症や左室のポンプ機能障害があり，**表 1** に示す症状があれば心不全と診断されます．
- Framingham 研究でも，1996 年までは左室拡張機能障害に起因する心不全（拡張性心不全）について触れられませんでした．従来の基準に心エコーのデータがなかったためと考えられます．

表 1 Framingham うっ血性心不全診断基準

大項目 2 項目，あるいは大項目 1 項目および小項目 2 項目を有するもの		
大項目	小項目	大項目あるいは小項目
・発作性夜間呼吸困難あるいは起座呼吸 ・頸静脈怒張 ・ラ音聴取 ・心拡大 ・急性肺水腫 ・Ⅲ音奔馬調律 ・静脈圧上昇 >16 cmH₂O ・循環時間≧25 秒 ・肝頸静脈逆流	・両下腿浮腫 ・夜間咳嗽 ・労作時呼吸困難 ・肝腫大 ・胸水貯留 ・肺活量最大量から 1/3 低下 ・頻脈 （心拍≧120 回 / 分）	・治療に反応して 5 日間で 4.5 kg 以上体重が減少した場合

［文献 1 より引用］

- しかし，心エコーの普及に伴い，心不全にも様々な状態があることが分かってきました．心不全は教科書的な定義は簡単ですが，実際には非常にとらえにくい病態です．

収縮が良いのに心不全なのでしょうか？

- 昔から有名な左室収縮が保たれている心不全の原因には，①敗血症，②甲状腺中毒症，③貧血，④脚気心などの高拍出性心不全の病態があります．これらは特殊かつまれな病態であり，心外の原因によって心拍出量に対する需要が増大するため，心不全を起こしえます．初期は心収縮が亢進し，代償不全になると収縮不全へと向かいます．
- しかしこれ以外にも，最近では心不全の約半数が該当するとされる

左室収縮の保持された心不全（HFpEF）

という病態が注目されています．

HFpEF(heart failure with preserved ejection fraction)とは？

1 左室収縮は保たれている

- 心エコー図で左室拡大がなく，左室駆出率は50％以上あるのに，収縮機能が低下した心不全と同じような症状が起きることがあります．このような病態をHFpEFと呼ぶようになりました．
- 慢性心不全を語るとき，多くの場合，左室駆出率50％が収縮機能の境界値とされます．HFpEFには上記の拡張性心不全も含まれますし，確立した日本語の用語がまだありません．

2 HFpEF の特徴は？

① 高齢者
② 女性
③ 高血圧

に多く見られます．また肥満，心房細動，貧血，腎不全にも多いとされます．このような人たちは，自分が心不全とも思わずに，一般外来を訪れることがあります．

- 他の原因が明らかな場合には，広義には HFpEF に入りますが，別に扱うことが必要です．
- 拡張不全あるいは拡張能障害，拡張機能障害という言葉は，心カテーテル検査や心エコー図検査において，左室拡張機能が障害されている状態を示す言葉です．拡張不全は，単独であるいは収縮不全に合併して認められますが，拡張不全の指標がそろっても，臨床的に心不全を呈さないことはよくあります．拡張性心不全とは異なる状態を示しますので注意が必要です[2]．また，左室拡張性改善を目的とした硝酸薬が著効する例があるという印象を持っています．

3 予後は？

- HFpEF と HFrEF（heart failure with reduced ejection fraction）の予後の差については，報告により異なります．HFpEF に特有の治療もまだ確立していません．

4 本当に心原性の症状なのか？

- 左室の収縮が明らかに低下していれば，心不全症状の原因が心収縮低下と診断することは比較的容易です．しかし，HFpEF のときは，その症状が心臓由来であるという証明がむずかしいことが特徴です．厳密には，心カテーテル検査による圧解析が

必要ですが，現在，臨床上有用と考えられるのは心エコーによる評価です．

5 心エコー図検査のポイント

- ルーチン検査では，

> ① 左室駆出率
> ② 左房径
> ③ 左室流入血流速度波形

に注目します．収縮機能は左室駆出率 50% 以上が該当します．
- 左室拡張機能障害があれば左房拡大を認めますが，左房拡大全例が拡張機能障害ということではありません．
- 従来から，拡張機能は，左室流入血流のドップラー速度波形のパターンにより評価されてきましたが，左房圧のレベルによって変化し，偽正常化現象を認めるなど絶対的な指標にはなりません．
- そこで，心筋組織ドップラー法による基準が利用されるようになりました．左室流入血流速度波形に対し，心室中隔僧帽弁輪部の移動速度をパルスドップラー法で計測した心筋組織ドップラーにおける拡張早期波は e'（イープライム）と表記します．

6 診断基準は？

- 欧州心臓病学会（ESC）では拡張性心不全の診断基準として，E/e' > 15 を提唱しています[3]．
- また，心不全の血清学的指標として用いられる BNP（brain natriuretic peptide）について，200 pg/mL 以上かつ E/e' > 8.0 という基準も提唱されています．
- 最終的には併存症の評価を含め，総合的に心不全かどうか判断します．

こんな患者さんがいました

　50歳代女性．夜間呼吸困難，下肢浮腫を訴え受診．胸部X線写真（**図1-a**）では胸水貯留を認めたものの，心エコー図（**図2，図3**）で左室拡大はなく，左室駆出率（EF）73％と正常範囲でした．左室流入血流速度波形は偽正常化パターンを示し，E/e' 12，BNP 450 pg/mLですので，前述のESCの拡張性心不全の基準を満たします．本例は，利尿薬投与10日後には胸水は消失しました（**図1-b**）．冠動脈の有意狭窄は認めませんでした．

Take Home Message

- 心エコー図の指標をはじめとして左室拡張機能障害の評価には様々な指標や所見が用いられますが，非常に診断がむずかしいこともあります．
- 臨床的には，原因が明らかでないHFpEFの症例では，例え左室拡張機能の指標が典型的な異常を示さない場合でも，拡張性心不全と診断していいでしょう．

Column 左室駆出率50％から60％の間はどう考える？

- 通常，心エコー図での左室駆出率（EF）基準値は60％以上です．しかし，心不全の診断におけるEFは50％以上が境界です．このEF 50〜60％の間の患者さんを，どう考えるべきでしょうか．
- 心エコーを専門としている人は，EF 50％の症例の壁運動を見れば，間違いなく"収縮低下"，"正常ではない"と感じるでしょう．長年EF 60％以上の心臓の動きを正常としてきた経験からくる判断です．これは基準値の設定の違いですので，心エコー図検査報告書では，EFは基準値以下でも，心不全評価としてのEFは保たれていると分類されます．HFpEFという用語は，決して「左

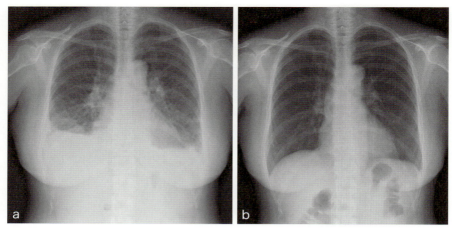

図1　胸部X線
a．入院時：肺うっ血，胸水貯留
b．治療10日後：CTR 48％，胸水消失

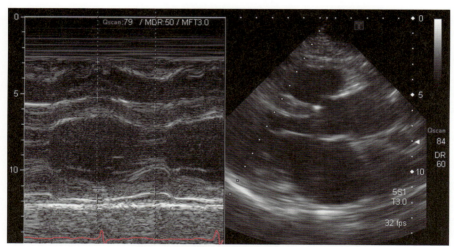

図2　心エコー図：左室長軸像およびMモード法
Dd 49 mm，Ds 28 mm，EF 73％，LA 47 mm

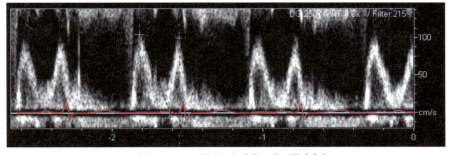

a. E 105 cm/s, A 100 cm/s, E/A 1.05, DcT 200 ms

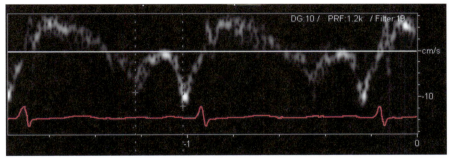

b. 心室中隔サンプリング e' 9 cm/s, a' 11.9 cm/s

図3 心エコー図：左室流入血流速度波形(a)と心筋組織ドップラー法(b)

室収縮が正常な」としないところが絶妙な言葉だと思います．
・いずれにせよ，拡張機能はあらゆる病態で障害されており，そのため拡張性心不全の診断には注意が必要です．

文　献
1) McKee PA, et al. N Eng J Med. 1971; **285**: 1441-1446
2) 拡張期学―Diastology のすべて．大木 崇ほか（編），文光堂，東京，2010
3) Paulus WJ, et al. Eur Heart J. 2007; **28**: 2539-2550

4 薬物治療を試みることなくカテーテルアブレーションを勧めていいか？

結論から先に

- 発作性上室頻拍［Wolff-Parkinson-White（WPW）症候群，房室結節リエントリー性頻拍，心房頻拍］，心房粗動，特発性心室頻拍に対しては，原則的に薬物治療を試みることなくカテーテルアブレーションを勧めます．
- 心房細動に対しては，抗凝固療法の適応を検討すると同時に，リズムコントロールとするか，レートコントロールとするかの判断が必要です．
- 心房細動のリズムコントロールでは，まず抗不整脈薬治療を検討しますが，患者さんの希望によっては初めからカテーテルアブレーションを勧めます．それには十分なインフォームドコンセントが重要です．
- 心室細動や器質的心疾患を有する心室頻拍に対しては，単一の治療法のみではコントロールが困難で，集学的アプローチが必要となります．

発作性上室頻拍，心房粗動は初めから
カテーテルアブレーションを勧めるべき

- 以下の頻拍に対しては薬物治療よりもカテーテルアブレーションを優先します．

① 発作性上室頻拍
　a. 房室回帰性頻拍（AVRT）
　b. 房室結節リエントリー性頻拍（AVNRT）
　c. 心房頻拍（AT）
② 通常型心房粗動
③ 特発性心室頻拍
　a. 右室流出路起源心室頻拍
　b. ベラパミル感受性心室頻拍

- 発作性上室頻拍は，WPW症候群に伴う房室回帰性頻拍（atrioventricular reciprocating tachycardia：AVRT），房室結節リエントリー性頻拍（AV nodal reentrant tachycardia：AVNRT），心房頻拍（atrial tachycardia：AT）に分類できます．手技による合併症はまれで，有効性も高いため，薬物治療を試みることなくカテーテルアブレーションを勧めます．
- AVRTとAVNRTは，頻拍中の12誘導心電図から鑑別できることもありますが（図1），必ずしも容易ではありません．カテーテルアブレーション前の電気生理学検査で至適通電部位が決定されます．
- 心房粗動の多くは，抗不整脈薬による頻拍のコントロールが困難ですので，抗凝固療法を開始するとともにカテーテルアブレーションを検討します．
- 特発性心室頻拍は，主に撃発活動を機序とした右室流出路起源心室頻拍とリエントリーを機序とした左脚後枝起源心室頻拍（図2）があります．後者はベラパミル感受性心室頻拍とも言われ，同薬剤が頻拍の抑制に有効ですが，カテーテルアブレーションによる根治治療を選択されることが多くなっています．

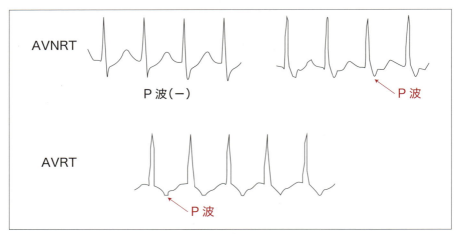

図1　AVNRTとAVRTの心電図波形

AVNRTでは，頻拍中のQRS波の中もしくはQRS直後に逆行性P波を認めますが，WPW症候群に伴うAVRTではQRS波から離れたところに逆行性P波が出現します．

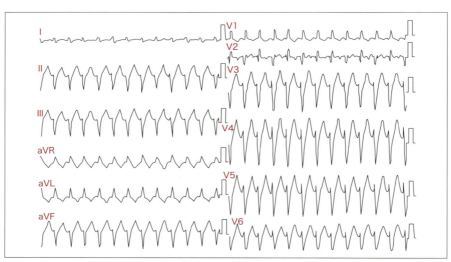

図2　ベラパミル感受性心室頻拍の心電図

典型例では，右脚ブロック＋左軸偏位型のwide QRS tachycardiaとなります．

- 抗不整脈薬の陰性変力作用や催不整脈作用を考慮すると，治療成績が良好で手技に伴う合併症が少ない頻拍に対しては，薬物治療よりもカテーテルアブレーションを第一選択にすべきです．

カテーテルによる電気的肺静脈隔離術は心房細動の根治治療か？

- 心房細動は年齢とともに有病率が増加し，日常診療で遭遇することの多い common disease の1つですから，当然，心房細動に対するカテーテルアブレーションも年々増加しています．
- カテーテルによる電気的肺静脈隔離術は，左房－肺静脈の移行部に高周波通電を行い，これら細動の誘因となる肺静脈異常興奮起源を肺静脈内に閉じ込める治療法です．発作性心房細動であれば，高い確率で洞調律維持が可能となります．
- 最近では，肺静脈以外の大静脈や心房細動の基質となっている左房筋に対するカテーテルアブレーションも盛んに行われるようになり，持続性心房細動に対する適応も拡大されてきています．
- しかし，これらのカテーテルアブレーションによる再発率は他の頻拍よりも高く，複数回のセッションでようやく抑制できることも少なくありません．また，カテーテルアブレーション施行から数年が経過した後に心房細動が再発したという患者さんも珍しくはありません[1]．
- したがって，有効性の面から，心房細動とその他の頻拍に対するカテーテルアブレーションは分けて考える必要があり，まずは薬物治療（抗不整脈薬）を試みることが原則です．
- ただし，十分なインフォームドコンセントのもとに，患者さんが希望された場合は，初めからカテーテルアブレーションを勧めることも許容されます．

インフォームドコンセントのポイント

- 心房細動に対するカテーテルアブレーションでは，十分な情報が患者さんに与えられる必要があります．
- カテーテルアブレーションの有効性：発作性心房細動においては1回の治療で抗不整脈薬なく自覚症状が改善する可能性は60〜70％，複数回の治療で80〜90％，薬剤を併用すれば90％以上で有効です．1年以内の持続性心房細動では，複数回の治療で有効性は70〜80％程度です．長期間持続した心房細動における有効性は60％以下です．
- カテーテルアブレーションに伴うリスク：重大な合併症（周術期死亡，心タンポナーデ，脳梗塞，肺静脈閉塞狭窄，左房食道瘻，食道迷走神経麻痺，穿刺部仮性動脈瘤など）が発生する頻度は3〜6％とされています．
- カテーテルアブレーション後の心房細動再発：術後1週間以内の再発は高頻度です．しかし，術直後の再発は3ヵ月程度の経過で自然軽快することがたびたびあります．3ヵ月経過した後にも心房細動が見られる場合は再アブレーションを検討します．
- カテーテルアブレーション後の心房頻拍：カテーテルアブレーション後，これまで認めていなかった心房頻拍（心拍数150回/分程度）が出現し，術前よりも動悸が増悪することがあります．心房頻拍は再アブレーションにより治療可能です．
- カテーテルアブレーション後も脳梗塞のリスクは残ります．危険因子を多く持っている方の抗凝固療法の中止は慎重に検討しなければなりません．
- 上記のような説明で同意が得られれば，抗不整脈薬を開始することなくカテーテルアブレーションを勧めていいと考えます．

こんな患者さんがいました：薬物治療のみで軽快した症例

- 発作性に比して持続性心房細動では，概して自覚症状に乏しく，初診時にすでに何年経過しているかが分からないことがあります．そのような患者さんには，まず抗不整脈薬投与や電気的除細動を試みて反応を見ることも1つの方法です．
- 以下に筆者が経験した一例を示します．

> 47歳男性．X年10月の健康診断で心房細動を指摘され，X+1年1月に当院受診となりました．少なくとも3ヵ月以上の持続性心房細動です．心エコー図で左房径は40mmと正常でした．プラザキサ® 300mg/日，ベプリコール® 100mg/日を開始．1ヵ月後の外来でベプリコール® を150mg/日に増量したところ，X+1年3月に洞調律に復していました．6月には抗不整脈薬を中止しましたが，その後も洞調律を維持し，11月のHolter心電図では心房細動を認めず，上室期外収縮を8拍/日を認めるのみでした．

- もしも，カテーテルアブレーションを行っていたとしたら，あたかもアブレーションの効果で心房細動が改善したと判断されていた患者さんです．このようなことを経験すると，初めからカテーテルアブレーションを選択することに少し抵抗も感じます．

TAKE HOME MESSAGE

- 抗不整脈薬もカテーテルアブレーションも万能ではありません．
- 疾患や患者さんに合わせて「良いとこ取り」の感覚を身に付けることが大切です．

文　献
1) Sorgente A, et al. Am J Cardiol. 2012; **109**: 1179-1186
2) Poole JE, et al. N Engl J Med. 2008; **359**: 1009-1017

5 心室期外収縮の薬物治療は行わない

結論から先に
- 心室期外収縮は日常臨床をしていて頻繁に遭遇する不整脈です．
- 症状がないか軽微だが頻発しているもの，心室期外収縮の数が多くないわりに症状を訴えるものまで臨床像は様々で，必要とされる医療も異なります．
- 器質的心疾患がない，特発性の心室期外収縮は基本的に予後が良い疾患であることを踏まえて対処するのが原則です．
- よって，副作用の危険のある薬物は QOL の改善効果で患者さんに直接利益が大きい場合を除いてはなるべく避けたいところです．

> **心室期外収縮の治療の3本柱**
> ① 不安を煽らない適切な病状説明と生活指導
> ② 症状改善のため必要なら薬物療法
> ③ 頻発例ならカテーテルアブレーション

- ①は②，③に比べても重要と思っています．

まずは症状を聞きましょう
- 動悸がする，鼓動を感じる，脈が飛んでいる（不整脈感，期外収縮感）といった症状は分かりやすいのですが，異常な心拍動の自覚がない方も多いです．
- 日に 50 個もないような心室期外収縮を敏感に自覚する方もあ

- れば，何万発も出ているのに気付かない人まで，こんなにも違うのかと思うほどです．
- 1日2万発以上など頻発している場合，不整脈感の自覚がなくても易疲労感，倦怠感，労作時息切れを自覚していることがあります．
- 当初は心室期外収縮で受診しても，ときに心室頻拍になって失神やふらつき，眼前暗黒感をきたしていることがあり，こういう症状がないか問診が必要です．

心室期外収縮の検査

- 総数や連発の有無，症状との関連を見るにはHolter心電図が有用です．
- 労作時に心室期外収縮が増える症例では運動負荷心電図を行うのも良いです．
- 毎日ではないが急に心室期外収縮が増えることがあって困っている場合には，記録がむずかしくなります．有症状時の心電図記録は重要ですから，イベントレコーダーなどで数日から数週間評価をしてみると，思わぬ所見がとらえられることがあります（**図1**）．
- 携帯型心電計も比較的安価で購入できるので，活用すると良いでしょう．
- 頻発性の心室期外収縮ではBNPの上昇がしばしば認められます．
- 心室期外収縮の重症度評価はLown分類が有名ですが，心筋梗塞急性期での分類であり，器質的心疾患がない方に当てはめることはまったくできませんし，それによって治療適応を決めたり投薬したりしてはいけません！

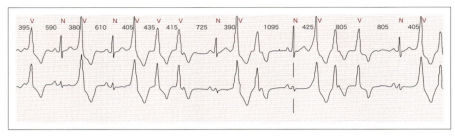

図1　イベントレコーダーでとらえられた頻発性心室期外収縮・非持続性心室頻拍

従来健康な30歳代女性，主訴は職務中に生じる動悸と胸苦しさ．Holter心電図では有意な所見はありませんでした．イベントレコーダーを用いたところ，会議で発言中に頻発性心室期外収縮，非持続性心室頻拍を認め，自覚症状と一致していました．カテーテルアブレーションで軽快しました．なお，数年間パニック障害などと診断されていました．

12誘導心電図による起源部位の診断はとても正確

- 心室期外収縮の12誘導波形から，起源部位を詳しく知ることができます．
- 四肢誘導で陽性（下方軸）であれば心室の上方起源，陰性（上方軸）であれば下方起源と読みます．右脚ブロック様波形であれば左室起源，左脚ブロック様波形であれば右室起源に大別できます．
- この原則をもとに，典型的な心電図（**図2**）を見ますと，左脚ブロック型下方軸であることより，右室流出路起源と診断できます．
- 右室流出路は特発性の心室期外収縮および心室頻拍の起源として頻度が高い部位です．
- カテーテルアブレーションを行う場合には部位診断がきわめて重要です．

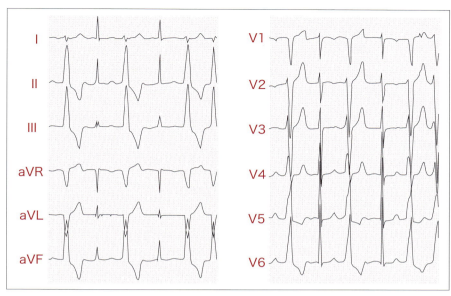

図2 右室流出路起源心室期外収縮（心室性2段脈を呈す）

器質的心疾患の除外は重要

- 治療を考える前に，問診と診察，胸部X線，心エコー図検査を行って，器質的心疾患を除外することは必須です．
- 器質的心疾患があれば，その対処を優先することは言うまでもありません．

心室期外収縮は心筋虚血のサインか？

- 心室期外収縮のみで心筋虚血や心不全を疑う症状や病歴，冠危険因子がない場合，心筋虚血のサインである可能性は低いです．心電図や心エコー図，あるいは運動負荷心電図を見れば十分で，それ以上の冠動脈精査の意義は少ないでしょう．

病状説明と生活指導

- 器質的心疾患がなければ予後は良いわけですから，必要以上に神経質にならないよう安堵を促す病状説明が重要で，それが何よりの治療にもなります．
- 過労やストレス，不眠，過度の飲酒などは不整脈の誘因になりますので，生活習慣・環境について問診し，誘因除去の指導を行うことは重要です．
- しばらく経過を見て再検査すると，ウソのように期外収縮が消えている患者さんも多く，このような場合に薬物治療などは必要ないと思います．

何のために治療するのか？

- 治療にあたっては症状を改善したいのか，生命・機能予後を改善したいのか，明確な目標があるべきですね．
- 心室期外収縮に対して薬物治療を行うことの長期的な予後改善効果は何ら証明されていません．
- 「たくさん出ているから」と所見のみを見て薬物を投与すべきではありません．
- 自覚症状が強い場合には，症状改善を目的として薬物治療をする場合はあります．

なぜ考え方が変わったか？

- 有名な the Cardiac Arrhythmia Suppression Trial（CAST）[1] では，心筋梗塞後慢性期の心室期外収縮に対し，Na チャネル遮断薬（Ic 群抗不整脈薬）を投与すると一見不整脈が減るにもかかわらず生命予後を悪化させることが示され，臨床現場に大変な衝撃をもたらしました．

表1 抗不整脈薬の Vaughan-Williams 分類
（ボーン・ウイリアムス分類）

分類	作用機序	薬品名
I群	Na チャネル遮断作用など	
Ia	QT 時間延長, QRS 幅延長	キニジン, プロカインアミド, ジソピラミド
Ib	QT 時間短縮, QRS 幅不変	リドカイン, メキシレチン, アプリンジン
Ic	QT 時間不変, QRS 幅延長	ピルシカイニド, フレカイニド, プロパフェノン
II群	β 受容体遮断作用	プロプラノロール, ビソプロロール
III群	K チャネル遮断作用	アミオダロン, ソタロール
IV群	Ca チャネル遮断作用	ベラパミル, ベプリジル

- 器質的心疾患がない場合は別の話にはなりますが，少なくとも漫然と投薬すべきではありません．症状を緩和するため投薬しても，症状が良くなったら時期を見て投薬を止めて経過を見るといった方針の見直しが必要でしょう．

薬物療法の選択

- 抗不整脈薬の作用機序を簡略化して分類した Vaughan-Williams 分類を示します（**表1**）．
- 日中活動中あるいは運動負荷時に心室期外収縮が増える場合には，β 遮断薬が奏効する可能性があります．
- β_1 選択的なビソプロロール 1.25～5 mg/回（1日1回朝内服）などを用います．
- I 群抗不整脈薬を用いる場合もありますが，前述のごとく長期予後の改善は期待できないので，症状改善のみに主眼を置いて投与します．
- 高齢者や腎機能低下例では I a/ I c 群抗不整脈薬により重篤な副作用が現れることもあり，投与しないのが賢明です．

- Ⅰb群のメキシレチンやアプリンジンは胃もたれ，胸やけなど消化器系の副作用が少数認められますが，比較的重篤な副作用の懸念は少ないです．
- 器質的心疾患および心機能低下がある場合には，β遮断薬は慢性心不全治療薬であると同時に不整脈死のリスクを低減することも知られていますので，予後改善も視野に積極的投与が推奨されます．
- 心機能低下例，心不全症例では循環器専門医，不整脈専門医による薬物調整が必要でしょう．

カテーテルアブレーションもできます！

- 心室期外収縮はカテーテルアブレーションにより根治的な治療を行うことが高率（80〜90％程度）に可能です．
- 心室期外収縮に対するカテーテルアブレーションについては日本循環器学会のガイドラインにも明記されています[2]．

> ○カテーテルアブレーションの適応を考える因子は，
>   ①頻発性の心室期外収縮（目安は2万発/日以上）
>   ②有症候性で薬物抵抗性あるいは患者さんの希望がある場合
>   ③心機能低下あるいは心不全をきたしている場合

- 流出路起源の心室期外収縮はカテーテルアブレーションの治療成績が良いです．
- 心室期外収縮が頻発（2万発/日以上）し，心機能の低下をきたしている場合などは，カテーテルアブレーションにより不整脈感の消失のみならず心機能や息切れなどの心不全症状が著しく改善することが少なくありません．
- ただし，数が少ないもの（1万発/日以下）は心臓カテーテル

中に出現が少なく，マッピングが困難になることもあります．
- **図 2** の症例では心室起源の心拍が 48,000 発/日で終日 2 段脈であり，心不全をきたしていましたが，カテーテルアブレーションを行ったところ心不全症状がなくなり，左室機能も正常化しました．必要であればきっちり治療すべきという典型例となりました．

TAKE HOME MESSAGE

- 心室期外収縮は無治療で経過観察する場合から，カテーテルアブレーションを行う場合まで，治療選択は様々です．
- 薬物治療は症状緩和に有効な場合を除いて，漫然と投与することは避けましょう．

文　献
1) N Engl J Med. 1989; **321**: 406-412
2) 日本循環器学会：循環器病の診断と治療に関するガイドライン．カテーテルアブレーションの適応と手技に関するガイドライン（2012 年）．<http://www.j-circ.or.jp/guideline/pdf/JCS2012_okumura_h.pdf>（2015 年 3 月 24 日，日本循環器学会 HP 閲覧，最新情報は http://www.j-circ.or.jp/guideline/ をご確認下さい）

6 血圧を下げすぎるのはよくないのか？

結論から先に

- 高血圧治療を必要としている患者さんの多くは本態性高血圧であることが9割であり，多少なりとも動脈硬化をきたしていることが多いです．臓器虚血を引き起こしうる血管の狭窄がある場合，降圧薬により容易に血流障害をきたす可能性があります．臓器虚血はときに予後不良な疾患を引き起こします．

- **血圧の下げすぎは，虚血をきたすような血管の狭窄がある場合，悪影響を及ぼします．**

- 臓器が脳であれば脳梗塞，冠動脈であれば狭心症や心筋梗塞を引き起こします．
- J型現象とは，患者さんごとの到達血圧によって群分けし，その血圧値とイベント発症との関係を見た際，到達血圧が一定レベルを下回るとイベント発症がむしろ上昇する現象です．両者の関係を示す曲線の形になぞらえてJ型現象と呼びます．
- 今回は，虚血性心疾患のJ型現象を中心に説明します．

根拠となった報告は？

- 虚血性心疾患に関するJ型現象は数多くの報告があります[1]．
- しかし，いくつか問題もあります．これらの報告は後付け解析であるという点です．
- 心疾患の患者さんはすでに左収縮率が低値のこともあり，投薬

により急激に血圧低下をきたす危険性があります．このような患者さんは，降圧治療が悪さをしたのか，もともとの心疾患が重度なのか分かりにくいこともあります．また，冠動脈に有意狭窄が残存しているかも不明な患者さんが含まれていた可能性があります．
- 冠動脈バイパス術を実施されていた患者さんでは，虚血が解除されればJ型現象が認められなかった報告[2]や，75歳未満ではJ型現象が認められなかった報告[3]があります．

この「血圧値」とは，いつ，どのような値なのか？

- 血圧値の種類は，診察室血圧，家庭血圧，24時間自由行動下血圧があります．
- 診察室血圧はどうしても患者さんの緊張や待ち時間のイライラが反映されやすいため高値となりやすいです．いつも患者さんに診察室の血圧計が「悪者」にされます．
- 血圧測定値は，診察室血圧より家庭血圧を優先することが日本の『高血圧治療ガイドライン2014』[4]で決められていますが，家庭血圧がしっかり上腕血圧計で測定できているか不明確なことも多いです．測定回数も「原則2回」とし，その平均値をその時点の血圧値としていますが，患者さんによっては「高い数値はイヤだから，低い方を血圧手帳に書いてきました」ということも経験したことがあります．血圧手帳は有用な資料となりますが，聞き取り調査が必要です．
- 残念ながら，指用血圧計，手首用血圧計は不正確になることが多いです．
- 24時間自由行動下血圧測定は，身体に機械を付けて帰るという点で共通しているHolter心電図よりも，ずっとずっと患者

さんから不人気です．夜間睡眠中に血圧計のカフが15〜30分間隔で動くわけですから，睡眠が妨げられることもあります．
また，1回の24時間自由行動下血圧測定は，個人の血圧情報を正確に反映するものではないことが報告されています[5]．実際2回目以降，この検査を患者さんに勧めることはむずかしいのが現状です．
- 個人的には，診察室血圧と家庭血圧の差がわずかなら（収縮期血圧，拡張期血圧ともに10 mmHg以内の差），どちらもある程度信頼できると思います．

どこまで降圧すればいいの？

- 日本の『高血圧治療ガイドライン2014』[4]では，冠動脈疾患における降圧目標は，少なくとも140/90 mmHg未満としています．
- さらに，エビデンスは不十分としながらも，心血管イベントリスクの高い患者さん［心筋梗塞の既往，糖尿病，慢性腎臓病（chronic kidney disease：CKD），脂質異常症，喫煙，家族歴など］は，有意な冠動脈狭窄がないことや心電図所見で虚血の変化がないこと，虚血を疑うような胸部症状がないことを確認の上で，さらに130/80 mmHg未満を目指します．前版2009年時のガイドラインと大きく変わった点はありませんでした．
- 以上から，血管の状態によって降圧目標は個人差があります．実際，どこまで下げていいか結論が出ていないとの見方もできます．

降圧に使用する薬剤は？

- 使う降圧薬は，5種類［長時間作用型カルシウム拮抗薬，β遮断薬，アンジオテンシン変換酵素（ACE）阻害薬/アンジオテ

表1 代表的な降圧薬

降圧薬	代表的な薬剤
長時間作用型 Ca 拮抗薬	アムロジピン（アムロジン®，ノルバスク®） ニフェジピン（アダラート CR®） ベニジピン（コニール®）　など
β遮断薬	カルベジロール（アーチスト®） アテノロール（テノーミン®） ビソプロロール（メインテート®）　など
ACE 阻害薬	エナラプリル（レニベース®） イミダプリル（タナトリル®）　など
ARB	ロサルタン（ニューロタン®） カンデサルタン（ブロプレス®） バルサルタン（ディオバン®） オルメサルタン（オルメテック®） テルミサルタン（ミカルディス®）　など
ミネラルコルチコイド受容体拮抗薬	スピロノラクトン（アルダクトン A®） エプレレノン（セララ®）　など
利尿薬	フロセミド（ラシックス®） アゾセミド（ダイアート®） トリクロルメチアジド（フルイトラン®） トルバプタン（サムスカ®）　など

ンシン II 受容体拮抗薬（ARB），ミネラルコルチコイド受容体拮抗薬，利尿薬］です．代表的な薬剤を**表1**にまとめました．

1 長時間作用型カルシウム拮抗薬

- 長時間作用型は，血圧変動を少なくする点や降圧に伴う反射性の頻脈が少ない点，服用回数が少ないため，患者さんの服用コンプライアンスを良くする点が選ばれる要因となっています．

2 β遮断薬

- α遮断作用を合わせ持つカルベジロールは末梢血管拡張作用があり，従来のβ遮断薬に比べ，虚血性心疾患再発予防や予後改善，死亡率減少などの効果もあり，重宝されています．
- アテノロール（テノーミン®），ビソプロロール（メインテート®）

は，心臓に存在するβ_1受容体に選択的に働く点，心臓には負荷となる内因性交換刺激作用を持たない点が優れており，使用されます．ちなみにβ受容体にはβ_2受容体があり，血管や気管の平滑筋にあることが知られていて，β_1非選択性の薬剤では冠血管攣縮や気管支喘息を誘発する危険があります．

3 ACE阻害薬，ARB

- 過去の報告では，降圧レベルが同等であれば，ACE阻害薬がARBに比べ虚血のイベント抑制効果が強いことが示されました[6]．しかし，その他の報告では，ACE阻害薬とARBは心筋梗塞の患者さんで左室機能が低下している例では生命予後は同等と報告されました[7]．
- 後から発売されたARBは，ACE阻害薬が持っていた以上の効果を期待されてしまうため，つらい立場です．まして1つの報告がACE阻害薬に有利となれば，高価なARBはACE阻害薬よりも後回しにされてしまいます．ACE阻害薬で咳が出る場合，ARBを使用するようになっています．ACE阻害薬がARBより後に発売されていたら，咳の副作用で，ACE阻害薬は安いけど使いにくい薬というレッテルが張られたかもしれません．
- 個人的には安い薬は，患者さんのためになり，長期処方となるとなおさらです．選ぶ基準にはなります．ただ，ACE阻害薬が第一選択薬となった要因の報告はさておき，効果の面ではARBが劣っている印象はまったくありません．

4 ミネラルコルチコイド受容体拮抗薬

- この薬は the Randomized Aldactone Evaluation Study（RALES）で有名になりました．中等度〜高度慢性心不全の患者さんに使用し，プラセボに比較し総死亡率を30％低下させました．

5 利尿薬

- 過量投与と長期慢性的使用は電解質や腎障害を引き起こす危険

がありますが，心不全を合併する高血圧の患者さんには第一選択薬です．
- 疾患ごとに第一選択薬とそれ以外に分けられます．

疾患ごとの降圧目標と薬剤選択基準は？

- 心疾患を合併する高血圧管理で問題となるのは，主に狭心症，心筋梗塞後，心不全となります．
- 前述の通り，冠動脈疾患における降圧目標は 140/90 mmHg 未満とし，虚血を疑うような胸部症状がないことを確認の上で，さらに 130/80 mmHg 未満を目指します．

1 狭心症

- 異型狭心症と器質的冠動脈狭窄で使い方が異なります．
- 器質的冠動脈狭窄がある場合，β遮断薬と長時間作用型カルシウム拮抗薬が第一選択薬です．β遮断薬による心拍数低下作用，血圧低下作用で後負荷を減らし，心筋酸素消費を減らす狙いがあります．カルシウム拮抗薬にも血圧低下により後負荷軽減効果が期待できます．以上でも降圧が不十分であれば，ACE 阻害薬/ARB が使用されます．
- 異型狭心症がある場合，β遮断薬は冠攣縮を引き起こす可能性もあり，カルシウム拮抗薬が第一選択となります．これは冠動脈拡張作用をもたらします．長時間作用型のため，冠攣縮が起こりやすい夜間や朝の時間帯も効果が期待できます．

2 心筋梗塞後

- β遮断薬と ACE 阻害薬/ARB が第一選択薬です．
- β遮断薬は左室リモデリング抑制作用，抗不整脈作用が期待できます．これにより死亡率減少やその後の心不全による入院回数減少が見込めます．

- 一方，ACE阻害薬/ARBはレニン-アンジオテンシン系（RA系）を抑制することで左室リモデリングを軽減し，心臓死や心不全悪化を減らします．
- 以上でも降圧が不十分であれば長時間作用型カルシウム拮抗薬を使用します．

3 心不全

- 個人的には心不全の原因疾患により一定の目標値は定めることが困難と考えます．しかし，後負荷軽減の観点から家庭血圧が150/100 mmHg以上でコントロールすることはありません．
- 原因疾患が弁膜症で重度の大動脈弁狭窄症であれば，降圧は非常に慎重にゆっくり行わないといけません．
- 拡張型心筋症では，もともと低値である場合を除き，急激な血圧低下をきたしやすく，容易に低心拍出症候群を起こすため注意が必要です．
- 前述のように決まった降圧目標がなく，患者さんのQOLの改善，前または後負荷増大からくる心不全再入院の抑制，予後の改善が主な目的となります．
- 第一選択薬は，β遮断薬，ACE阻害薬/ARB，利尿薬の3種類です．以上でも降圧が不十分であれば，長時間作用型カルシウム拮抗薬を使用します．
- β遮断薬とACE阻害薬/ARBは予後改善効果が期待できます．いずれも初回の投与量は通常投与量の1/4〜1/2量から始めます．3〜4日から2週間程度の間隔で増量していくことが勧められます．
- 利尿薬は，強力な利尿作用を持つループ利尿薬が多く使用される傾向にあります．
- ただ，電解質異常や腎障害の悪化をきたすことも多く，低カリウム血症予防としてスピロノラクトンの併用を行うことがあり

ます．併用により電解質異常を予防するだけではなく，長期予後改善や心不全再入院を抑制できることは日常診療でも経験します．

- また，ループ利尿薬に伴う低ナトリウム血症もときに遭遇します．これに対して自由水の再吸収を抑制する利尿薬トルバプタンが有用です．しかし現時点では，長期的効果が十分明らかになっていません．今後の報告を待ちたいところです．

Take Home Message

- 血圧の下げすぎは，狭窄血管があれば患者さんにとって不利となります（J型現象が起こります）．
- 虚血を引き起こす可能性のある狭窄血管を調べた上で，降圧を目標値まで持ってきます．まずは140/90 mmHg．次に130/80 mmHg．
- 目標血圧まで降圧した後，虚血を示唆するような患者さんの訴えや心電図，心エコー図の変化を定期的に確認する必要があります．

文　献

1) Thune JJ, et al. Hypertension. 2008; **51**: 48-54
2) Danardo SJ, et al. Am J Cardiol. 2010; **106**: 498-503
3) Ogihara T, et al. Geriatr Gerontol Int. 2011; **11**: 414-421
4) 日本高血圧学会：高血圧治療ガイドライン2014，日本ライフサイエンス出版，東京，2014
5) Imai Y, et al. Hypertens Res. 2013; **36**: 661-672
6) Turnbull F, et al. J Hypertens. 2007; **25**: 951-958
7) Dickstein K, et al. Lancet. 2002; **360**: 752-760

7 ジギタリスはたくさん使わない

結論から先に

- ジゴキシンを使用する主な目的は心拍数コントロールです．
- 予後を改善するエビデンスに乏しいので，どうしても他の薬剤が用いられない場合に，短期間，血液中の薬剤濃度を上げすぎないようにして用います．
- 女性の心不全患者さんには用いない方が無難です[1]．
- 2013年に改訂された心房細動治療に関する日本循環器学会のガイドライン[2]によると，
  ①副伝導路のない心不全例の心房細動へのジゴキシン使用はクラスⅠ，エビデンスレベルB
  ②心不全の患者さん，または長期臥床の患者さんへの経口ジゴキシン投与はクラスⅠ，エビデンスレベルC
  ③安静時，運動療法時の心拍数調整のためのジゴキシンとβ遮断薬または非ヒドロピリジン系カルシウム拮抗薬の併用はクラスⅡa，エビデンスレベルB

となっています．

> ○ 心不全を伴う心房細動の患者さんの脈拍コントロールに使用していい
> ○ 洞調律の心不全の患者さんには使用しない

のがポイントです．

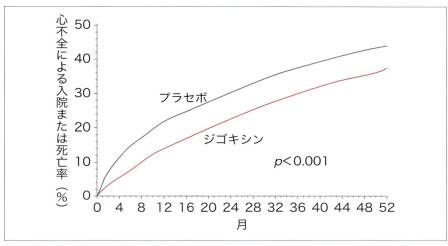

図1 DIG試験
プラセボとの比較．ジゴキシンは洞調律心不全の患者さんの心不全による入院および死亡率を有意に減少させました．しかし，総死亡率は不変でした．
［文献3より引用］

誰にジギタリス製剤が投与されているのか？

1 洞調律の心不全

- the Digitalis Investigation Group（DIG）試験[3]において，ジギタリス製剤は心不全増悪による入院・死亡率を減らしましたが，総死亡率は不変でした（**図1**）．血中濃度に比例して死亡率が増加しました．
- この結果から，左室駆出率45％以下の洞調律心不全の患者さんでの至適血液中濃度は0.5〜0.8 ng/mLとされました．また，ジギタリス製剤使用で不整脈関連死は増加する傾向が見られました．
- 女性の心不全の患者さんではむしろ予後を悪化させるとの報告もあります．

2 心房細動を伴う心不全

- 主に心拍数コントロールのためにジギタリス製剤が用いられます．
- 予後を改善するかどうかのエビデンスはありません．
- 心不全のある心房細動患者さんの脈拍コントロールにジギタリス製剤が最適であるかどうかも分かっていません．

ジギタリス製剤を使い続けていいか？

- ジギタリス製剤には有意な除細動効果はないことが判明していますが，心拍数の減少効果は認められます．
- 脈拍コンロトールのためであれば長期使用も可能です．
- しかし，the Atrial Fibrillation Follow-up Investigation of Rhythm Management（AFFIRM）試験のサブ解析[4]ではジゴキシンによる心拍数調整では死亡率が高くなるとの指摘（ハザード比1.41，propensity score）もあり，またジゴキシンの血液中濃度が 1 μg/mL 以上では死亡率が増加するとされます（**図2**）．

> ○ 血液中濃度測定は大切であり，濃度が安全域にあることを確かめながら使用する必要があります．

- これとは異なり，AFFIRM 試験の post-hoc 解析[5]では propensity matching を用いて解析した結果，ジゴキシン投与群において有意な死亡率の増加はなかった（ハザード比 1.06，1,756 人）としています．
- 最近のコホート研究 The Retrospective Evaluation and Assessment of Therapies in AF（TREAT-AF）[6]では，新しく診断された心房細動の患者さんの 23.4％でジギタリス製剤が使用されていましたが，これらの方たちにおいて，その他の要因を補正し

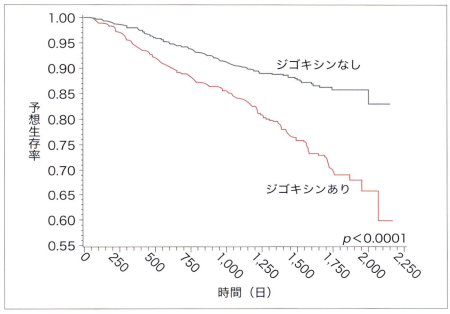

図2 AFFIRM 試験のサブ解析
ジゴキシン使用群では死亡率が増加していました．

［文献4より引用］

て選択した対象群（propensity matching）と比較した場合，6年間で死亡率が約21％増加したとしています（**図3**）．

- Stroke Prevention using ORal Thrombin Inhibitor in atrial Fibrillation（SPORTIF）Ⅲ，Ⅳ[7]研究のサブ解析では，血圧と左室機能低下の要因で補正した後でもジゴキシンの使用は有意な死亡率増加と関係していました（ハザード比1.53）．

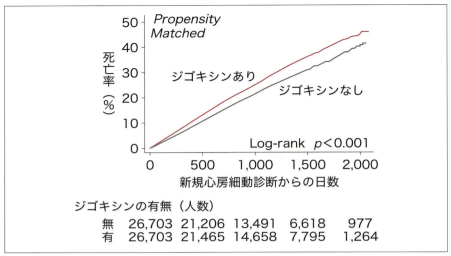

図3 TREAT-AF 研究
心房細動の初回診断治療開始例においてジゴキシンの使用は死亡率を増加させました. ［文献6より引用］

ジギタリス製剤を「使い始める」ことは予後を度外視していることになる

> ○心房細動の患者さんにおいて，ジギタリス製剤の使用は生命予後を改善できないばかりでなく，むしろ悪化させる可能性があることを認識した上で使用する必要があります．

- しかし，心機能が低下して心不全が顕在化している患者さんにおいては，心房細動の脈拍コントロールの目的で，陰性変力作用を持つβ遮断薬やカルシウム拮抗薬はしばしば使用しにくい場合があります．
- このような状況においては，ジギタリス製剤の使い道はまだあると思われます．

ジギタリス製剤のメリットとデメリットはどう決まるのか？

- ジギタリス製剤は安静時の心拍数を減少させますが，運動時の心拍数減少効果は認められません．したがって，運動時の心拍数調整にはβ遮断薬あるいはカルシウム拮抗薬を単独あるいは併用で使用するか，またはジギタリス製剤と併用します．
- 心不全を伴う心房細動患者さんの脈拍コントロールをジギタリス製剤の使用から始めることはガイドライン上も推奨されており，有用であると考えられます．
- しかし，患者さんの心不全が十分にコントロールされた段階においては，心房細動の長期的な脈拍コントロールにはジギタリス製剤以外のものに変更することを考慮する必要があります．

具体的にどうするか？

- 心機能が低下している心房細動の患者さんでは，とりあえずの脈拍コントロールにジギタリス製剤を用いることは許容されると思われます．
- しかし，可能であれば，心不全をコントロールした後，早期にβ遮断薬やカルシウム拮抗薬に変更していくことが望ましいと考えられます．
- どうしても継続する場合には，血液中のジギタリス濃度を測定し，過量とならないように十分に注意する必要があります．

TAKE HOME MESSAGE

ジギタリス製剤の使用は原則，
① 心不全と伴った頻拍性心房細動の脈拍コントロールの導入薬として用います．
② 長期に使用する場合には，血液中の濃度が上昇しすぎないように十分に注意します．
③ 長期予後を見据えてその他の脈拍コントロール薬に変更することを考慮します．

文　献
1) 日本循環器学会：循環器病の診断と治療に関するガイドライン，慢性心不全治療ガイドライン（2010年改訂版），p20-21 <http://www.j-circ.or.jp/guideline/pdf/JCS2010_matsuzaki_h.pdf>（2015年3月24日，日本循環器学会HP閲覧，最新情報は http://www.j-circ.or.jp/guideline/ をご確認下さい）
2) 日本循環器学会：循環器病の診断と治療に関するガイドライン，心房細動治療（薬物）ガイドライン（2013年改訂版），p34-36 <http://www.j-circ.or.jp/guideline/pdf/JCS2013_inoue_h.pdf>（2015年3月24日，日本循環器学会HP閲覧，最新情報は http://www.j-circ.or.jp/guideline/ をご確認下さい）
3) The Digitalis Investigation Group. N Engl J Med. 1997; **336**: 525-533
4) Witbeck MG, et al. Eur Heart J. 2013; **34**: 1481-1488
5) Gheorghiade M, et al. Eur Heart J. 2013; **34**: 1489-1497
6) Turakhia MP, et al. J Am College of Cardiol. 2014; **64**: 660
7) Gjesdal K, et al. Heart. 2008; **94**: 191-196

8 心不全にはβ遮断薬を使わなければならない

結論から先に

- 心不全治療において禁忌とされていたβ遮断薬は，今ではなくてはならない薬剤です．左室収縮能の低下した収縮不全に対するβ遮断薬（カルベジロール，ビソプロロール，metoprolol succinate）の有効性は確立されています．
- β遮断薬は初期導入時からきめ細やかな配慮が必要で，使用方法によっては病状が悪化する"諸刃"的薬剤です．個々の患者さんにとっての最適な用量・心拍数を見極め，β遮断薬を漸増していくことが重要です．
- 左室収縮機能の保たれた心不全に対するβ遮断薬治療は，いまだ確立しているとは言えません．

禁忌であったβ遮断薬が心不全治療の主役となったその経緯とは？

- 慢性心不全の原因は心ポンプ機能の低下であり，機能低下が強いほど予後も不良で quality of life（QOL）も低下するため，陰性変力作用の強いβ遮断薬は心不全治療には禁忌とされてきました．
- このような流れの中で1975年スウェーデンの Waagstein らは慢性心不全に対するβ遮断薬の有効性を初めて報告しました[1]．その後，約20年間かけて少しずつその認識が広がり，1993年には Metoprolol in Dilated Cardiomyopathy（MDC）試験，

表1 β遮断薬の臨床転帰に対する効果

試験	薬剤	症例数	NYHA 心機能分類	相対リスク 総死亡	相対リスク 心不全死	相対リスク 突然死
CAPRICORN	カルベジロール	1,959	主にⅠ	−23%	−40%	−26%
US Carvedilol	カルベジロール	1,094	主にⅡ〜Ⅲ	−65%	−78%	−54%
CIBIS Ⅱ	ビソプロロール	2,647	主にⅢ	−34%	−26%	−44%
MERIT-HF	metoprolol succinate	3,991	主にⅡ〜Ⅲ	−34%	−49%	−41%
COPERNICUS	カルベジロール	2,289	主にⅣ	−35%	—	—

1994年には the Cardiac Insufficiency BIsoprolol Study（CIBIS）の結果が報告されました．これらの研究では，心機能や心不全入院率の改善は見られたものの，予後への効果は認められませんでした．

- 左室収縮能の低下した心不全（収縮不全）に対するβ遮断薬の予後改善効果が初めて実証されたのは，1996年のUS Carvedilol試験です（**表1**）．この試験では，カルベジロール投与により死亡リスクが65％減少，突然死のリスクも減少しました．

- 1999年のCIBIS Ⅱでは，ビソプロロールが死亡リスクを34％減少，Metoprolol CR/XL Randomised Intervention Trial in congestive Heart Failure（MERIT-HF）試験では，metoprolol succinateが死亡リスクを34％減少させました．

- このように，90年代後半に相次いで実施された大規模試験によって，異なるβ遮断薬においてもほぼ同等の死亡抑制効果が得られることが明らかになりました．

- NYHA心機能分類Ⅰ度の心筋梗塞後の左室機能障害の患者さんを対象とした the Carvedilol Post-Infarct Survival Control in Left Ventricular Dysfunction（CAPRICORN）試験，NYHA心

機能分類Ⅳ度の慢性心不全患者さんを対象としたCarvedilol Prospective Randomized Cumulative Survival（COPERNICUS）試験でもカルベジロールが死亡率を減少させることが明らかとなり，β遮断薬は軽症から重症例までの予後を改善させることが分かりました．

心不全に使えるβ遮断薬とは？　それらはなぜ有効なのか？

- 収縮不全の患者さんに対してわが国で利用できるβ遮断薬のうちエビデンスが確立されている薬剤は，カルベジロールとビソプロロールの2種です．わが国で利用できるメトプロロールは酒石酸メトプロロールであり，MERIT-HF試験で有効性が実証されたmetoprolol succinateとは異なります．
- 一方，左室収縮能の保たれた心不全に対するβ遮断薬治療は，いまだ確立しているとは言えません．
- β遮断薬が収縮不全の患者さんの心機能や生命予後を改善させるメカニズムには，心拍数の低下や陰性変力作用による心筋酸素需要の抑制，拡張時間の延長による拡張機能の改善，交感神経・レニン抑制による体液貯留や血管収縮の抑制，カテコラミンによる心筋障害の抑制（Ca過負荷の抑制），抗不整脈作用などがあります．
- 重要なことは，β遮断薬はこれらの急性の薬理学的効果のみならず，薬理学的効果を基盤として心筋に長期的な生物的効果（左室のリバースリモデリング）をもたらす点です．リバースリモデリングの指標である左室駆出率の改善は，左室の負荷条件によるものではなく，心筋収縮性の増加そのものであり，約3〜6ヵ月の期間を要すると考えられています．左室駆出率は慢性心不全における予後規定因子であり，持続的な改善は予後の改

善につながります．

β遮断薬と心拍数減少の関連性とは？

- 慢性心不全の患者さんにおいて，安静時の心拍数が高いことは心血管イベントリスクの上昇につながります．β遮断薬は，心拍数を直接的に低下させるだけでなく，長期投与によって心機能の改善をもたらし，間接的にも心拍数を低下させます．
- 先行研究では，心不全の患者さんの心拍数の減少が，総死亡や心不全入院率の減少と直接関連することが示唆されています．β遮断薬治療と総死亡率に関するメタ解析[2]では，治療開始時の心拍数は予後の改善と関連しないものの，心拍数の減少と総死亡率の減少との間には有意な相関が認められました．具体的には，β遮断薬投与により心拍数が1分間あたり5回減少することに比例して，死亡リスクが18％減少することが示されました．
- わが国のJapanese Chronic Heart Failure（J-CHF）試験では，カルベジロール服用開始後8週間の心拍数減少は，総死亡率および心血管系の原因による入院率の発生と有意に関連していました．同様の報告はCIBIS Ⅱからも報告されており，服用開始後2ヵ月間の心拍数減少が予後改善の予測因子となっています[3]．

日常診療におけるβ遮断薬治療：
到達用量と到達心拍数の観点から考える

- これまではβ遮断薬の心拍数の減少効果について述べてきましたが，β遮断薬の到達用量も大変重要です．
- 米国のthe Multicenter Oral Carvedilol Heart failure Assessment（MOCHA）では，カルベジロールが用量依存性に左室駆出率

を改善させ，心不全入院を抑制させました．わが国の the MUlticenter Carvedilol Heart failure dose Assessment（MUCHA）でも，カルベジロールが左室駆出率を用量依存性に改善させました．

- しかし，わが国で実施された MUCHA および J-CHF 試験では，β遮断薬の生命予後への用量依存性の効果は確認されませんでした．これについては症例数の少なさなどが影響している可能性があります．
- 一方，筆者らの検討では，β遮断薬の到達用量が心イベントリスクを減少させることが明らかになり，増量の重要性が裏付けられています[4]．
- 本試験では，収縮不全の患者さんをβ遮断薬の導入時期によって2群に分けています．患者さんの背景は2群でまったく差がなかったものの，β遮断薬の到達用量（カルベジロール換算1日用量）は 6.2 mg と 9.5 mg，到達心拍数は 74 回/分と 70 回/分と，いずれも有意差が見られました．3年間の追跡後，β遮断薬の用量が多く心拍数が低下していた「2006年以降にβ遮断薬を導入した群」で，心不全入院および総死亡のリスクが10％減少していました（**図 1-a**）．
- 対象者背景にまったく差がなかったことを鑑みれば，本結果のリスク減少率はβ遮断薬の用量の差とそれに伴う心拍数減少の効果と考えられます．
- また到達用量別では 10 mg 以上群で，到達心拍数別では 71 回/分以下群で有意にイベント発生率が低くなりました．**図 1-b** は到達用量および到達心拍数をかけ合わせて予後への影響を調べたものです．さらに，多変量解析ではβ遮断薬の用量が心拍数とは独立に心イベントリスクを抑制することが示されており，β遮断薬の徐拍作用以外の予後改善作用を裏付けてい

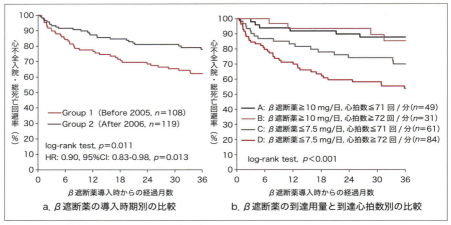

図1 カプランマイヤー生存曲線
Group 1：2005年以前にβ遮断薬を導入した群，Group 2：2006年以降にβ遮断薬を導入した群を示しています．β遮断薬用量は，カルベジロール換算1日用量です．　　　　　　　　　　　　［文献4を改変して引用］

ると言えます．
- β遮断薬には致死性不整脈の予防やアポトーシスの抑制効果など，徐拍作用を介さない作用も存在します．そのため，ある程度徐拍が達成されたとしても，β遮断薬の増量の余地があれば，できるだけ増量することが望ましいです．

Take Home Message

- 筆者らの検討結果を考慮すれば，到達心拍数は 70 回/分以下（60 回/分台）を目標に β 遮断薬を漸増し，非常に低用量で 60 回/分台が達成できた場合には，過度の徐脈や症候性の低血圧に注意しながら，カルベジロールであれば 20 mg/日，ビソプロロールであれば 5 mg/日を上限として，可能な限り増量することが望まれます．
- β 遮断薬の死亡率改善においては，突然死を顕著に減少させることが分かっています．これは ACE 阻害薬や抗不整脈薬の薬剤には認められなかったものです．したがって，現時点では ACE 阻害薬や β 遮断薬の各々の単独療法よりも併用療法の方が有効と考えられています．

文　献

1) Waagstein F, et al. Br Heart J. 1975; **37**: 1022-1036
2) McAlister FA, et al. Ann Intern Med. 2009; **150**: 784-794
3) Lechat P, et al. Circulation. 1997; **96**: 2197-2205
4) Kato N, et al. Circ J. 2013; **77**: 1001-1008

9 心拍数が低いことはいいことだ

結論から先に
- 心拍数が高い人は生命予後が悪いことが知られています．
- ただし，むやみに心拍数を下げても生命予後の改善につながるとは限りません．
- ivabradine という洞結節に選択的に作用して心拍数を低下させる薬が開発されました．大規模臨床試験において，洞調律で心拍数が 70 回/分以上の心不全の患者さんでは，ivabradine が予後を改善しましたが，冠動脈疾患の患者さんでは改善しませんでした．
- 心房細動の心拍数調節治療は，厳格に行ってもあまり予後は変わらないことが分かりました．安静時 110 回/分というゆるやかな目標で開始することが推奨されています．

心拍数と生命予後の関係
- 心拍数は古くから用いられ，もっとも簡単に調べることができる大切なバイタルサインの 1 つです．心拍数が高いことはよくなさそうだと，多くの臨床家は何となく認識していると思います．
- 心拍数が高いとどのような不利益があるのでしょうか．高い心拍数は，理論的・実験的に以下のことを引き起こすと考えられています．

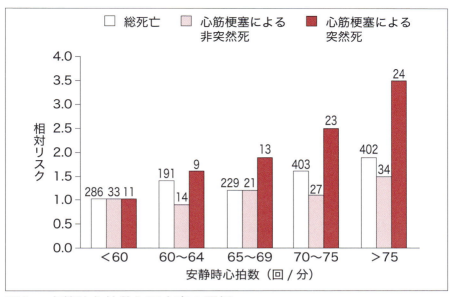

図1 安静時心拍数と死亡率の関係

［文献1を改変して引用］

> ① 冠動脈硬化の進行とプラークの破綻
> ② 心筋虚血（心筋酸素需要の増大と拡張期時間減少に伴う心筋灌流の低下による）
> ③ 心室性不整脈の発生
> ④ 左室機能の低下

- 実際に，健康な成人男性5,713人を平均23年間もの長期にわたってフォローアップし，心拍数と死亡率の関係を調べた研究があります[1]．その結果を**図1**に示しますが，安静時心拍数が増加するに従い，死亡率が見事に上昇するのが分かります．安静時心拍数が75回/分を超える患者群は，60回/分未満の群と比較して，突然死のリスクは3.5倍，総死亡のリスクでも1.9倍です．

- この心拍数と死亡率の相関は，高血圧，心筋梗塞，心不全など，色々な病気を有する患者さんでも同様に観察されています．
- 心拍数が高いとよくないことは分かりました．では，心拍数を人為的に下げれば予後はよくなるのでしょうか？
- 心筋梗塞や心不全を対象とした大規模臨床試験のメタ解析では，薬物介入により心拍数減少の大きかった試験ほど，死亡率低下効果が強く出ていることが分かっています．
- ただし，β遮断薬やカルシウム拮抗薬といった心拍数を減少させる薬剤は血管拡張など他の作用も持っているので，本当に心拍数を下げること自体に効果があるのかは，ずっと謎でした．

洞調律の患者さんにおいて心拍数を下げる治療は予後を改善するか？

- 近年，心拍数を下げる新しい薬剤が登場しました．ivabradine は洞結節中に多く発現している If チャネルを抑制することにより，選択的に心拍数を減少させる薬剤です．β遮断薬やカルシウム拮抗薬と違い，心臓の収縮力や血圧に影響を与えません．
- ivabradine を用いて心拍数を下げると，果たして予後はよくなるのでしょうか？ Ivabradine for Patients with Stable Coronary Artery Disease and Left-Ventricular Systolic Dysfunction（BEAUTIFUL）試験は，左室収縮機能障害（左室駆出率＜40％，左室拡張末期径＞56 mm）を有し，安静時心拍数が 60 回/分以上の安定冠動脈疾患の患者さんにおける ivabradine の効果を検討した大規模臨床試験です[2]．
- この試験では，ivabradine の投与により 24 ヵ月後に心拍数が 5.6 回/分，確かに低下しました．しかし，一次複合エンドポイント（心血管死，急性心筋梗塞による入院，心不全による入院）

の発生率は，ivabradine 投与群とプラセボ群で差がなかったのです．
- ただし，ベースライン時の心拍数が 70 回/分以上の集団でサブグループ解析を行うと，ivabradine が冠動脈イベントを抑制した可能性が示唆されました．
- そこで，安静時心拍数が 70 回/分かつ左室駆出率 35％以下の慢性心不全の患者さんを対象として，Ivabradine and Outcomes in Chronic Heart Failure（SHIFT）試験[3] が行われました．SHIFT 試験における ivabradine 投与群の心拍数は，プラセボ群に比べ 8.1 回/分，抑えられていました（**図 2-a**）．そして，一次複合エンドポイント（心血管死と心不全入院）の発生率も，ivabradine 投与により有意に低下することが示されました（**図 2-b**）．
- これまで，心不全の患者さんの生命予後改善効果を有する薬剤としては，β遮断薬とレニン-アンジオテンシン系阻害薬が確固たる地位を築いています．本試験ではこれらがすでに投与されているにもかかわらず，ivabradine による心拍数低下が予後をさらに改善したという点で，非常にインパクトのある結果と言えるでしょう．
- 心不全以外の病態では心拍数を下げることに意味があるのでしょうか？ 心不全のない安定狭心症の患者さんに対する ivabradine の効果を検討した試験も行われました[4]．ここでも心拍数 70 回/分以上の患者さんが対象です．
- ivabradine 投与により心拍数は平均で 10 回/分低下しましたが，一次複合エンドポイント（心血管死と非致死的心筋梗塞）はプラセボ群と差がありませんでした（**図 3**）．

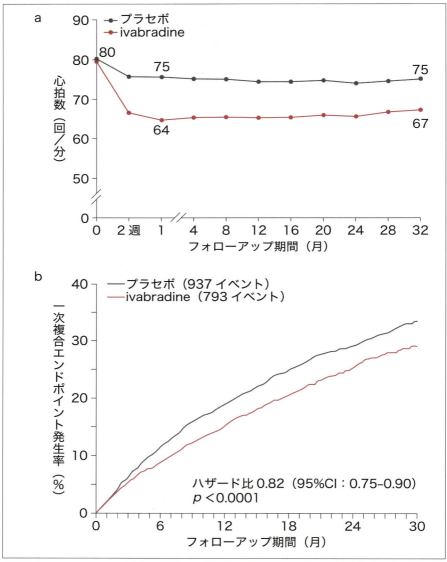

図2 心不全患者（安静時心拍数70回/分以上）におけるivabradineの効果
a. ivabradine群とプラセボ群における心拍数の推移
b. 一次複合エンドポイント（心血管死，心不全入院）の発生状況

［文献3を改変して引用］

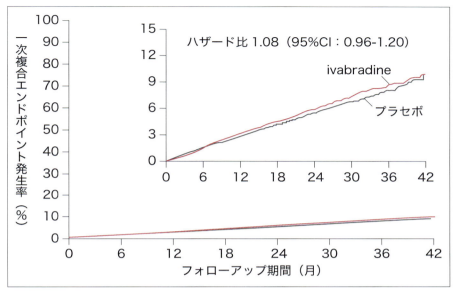

図3 心不全のない冠動脈疾患患者（安静時心拍数70回/分以上）におけるivabradineの効果

［文献4を改変して引用］

心房細動の患者さんの心拍数はどこまで下げるか？

- 心房細動の治療方針は大きく2つあります．抗不整脈薬を用いて心房細動を予防し，できる限り洞調律であることを目指すのが「洞調律維持治療（リズムコントロール）」．心房細動が持続するのを受け入れて，心拍数が早くならないようにコントロールするのが「心拍数調節治療（レートコントロール）」です．
- 心房細動の患者さんで130回/分以上の頻脈が持続すると，心不全のリスクが高まることが知られています．したがって，心房細動が持続するのを受け入れた場合は，β遮断薬やカルシウム拮抗薬，ジギタリス製剤を用いて心拍数を調節する必要があります．心房細動中の心拍数は洞結節に依存しないので，ivabradineは使えません．

- では，心房細動の心拍数はどこまで下げればよいのでしょう？ 心房細動における洞調律維持治療と心拍数調節治療の予後を比較した有名な大規模臨床試験が AFFIRM 試験です．この試験で心拍数調節治療群に割り当てられた患者さんは，安静時に 60 〜 80 回 / 分，中等度運動時に 90 〜 115 回 / 分となるように投薬されました．このような厳しめの目標を設定した結果，7.3% もの症例でペースメーカー手術が必要となりました．
- このような厳しい心拍数調節により，患者さんの予後は果たしてよくなるのでしょうか．その問いに答えたのが Rate Control versus Electrical Cardioversion of Persistent Atrial Fibrillation （RACE） II 試験[5] です．
- RACE II 試験では，永続性心房細動の患者さんを対象として心拍数調節治療の目標を 2 つ設定し，これらを比較しました．目標がゆるやかな群は安静時心拍数 110 回 / 分未満，厳格な群は安静時心拍数 80 回 / 分未満かつ中等度運動時心拍数 110 回 / 分未満です．
- その結果，一次複合エンドポイント（血管死，心不全による入院，脳卒中，全身性塞栓症，大出血，生命を脅かす不整脈）の発生率は 2 群間で差がありませんでした．また，ゆるやかな心拍数調節群では目標心拍数が達成しやすく，受診回数が少ないというメリットがありました．

具体的にどうするか？

- 心拍数が高い患者さんを見たら，まずそれが高リスクであるという認識を持つことから始めましょう．とくに，洞調律で心拍数が高い場合は，感染，貧血，脱水，甲状腺機能異常などの原因が隠れていないかチェックすることが必要です．

- 洞調律の場合，心不全があって心拍数が 70 回 / 分以上のときには ivabradine で心拍数を下げるのがよさそうです．ただ，現時点で ivabradine は日本では未発売なので，当面は β 遮断薬などをうまく使いたいものです．
- 心房細動の心拍数調節治療は，ゆるやかな目標（安静時心拍数 110 回 / 分未満）で開始します．自覚症状や心機能の改善が見られない場合に限って，より厳密な目標（安静時心拍数 80 回 / 分未満，中等度運動時心拍数 110 回 / 分未満）を設定するといいでしょう．

Take Home Message

心拍数が高い患者さんはハイリスクですが，むやみに心拍数を下げればいいというわけでもありません

文　献

1) Jouven X, et al. N Engl J Med. 2005; **352**: 1951-1958
2) Fox K, et al. Lancet. 2008; **372**: 807-816
3) Swedberg K, et al. Lancet. 2010; **376**: 875-885
4) Fox K, et al. N Engl J Med. 2014; **371**: 1091-1099
5) Van Gelder IC, et al. N Engl J Med. 2010; **362**: 1363-1373

10 CHA_2DS_2-VASc スコアが ゼロでも抗凝固薬を使うことがある

結論から先に

- 基本的には CHA_2DS_2-VASc スコアがゼロの人には抗凝固療法はお勧めされていませんし，用いません．
- しかし，CHA_2DS_2-VASc スコアがゼロの人でも抗凝固療法を考慮しなければいけない病態あるいは社会的（？）適応が存在することも事実です．

$CHADS_2$ スコアと CHA_2DS_2-VASc スコア

- 従来抗凝固療法を必要とする人のリスク評価を行う目的で考案されたスコアが $CHADS_2$ スコアで，当初は 2 点以上の人は抗凝固療法を行うべきとされてきました．
- しかし表1のように，$CHADS_2$ スコア 0〜1 点の人でも脳梗

表1　$CHADS_2$ スコア

項　目	点　数
心不全	1点
高血圧	1点
75歳以上	1点
糖尿病	1点
脳卒中/TIA既往	2点

TIA：一過性脳虚血発作

スコア	脳梗塞発症率（%/年）
0点	1.9
1点	2.8
2点	4.0
3点	5.9
4点	8.5
5点	12.5
6点	18.2

塞リスクが比較的高いことが判明したため，このグループのより詳細なリスク評価をすると同時に，抗凝固療法を行わなくてもよい人を層別化するために，CHA$_2$DS$_2$-VASc スコア（**表2**）が使用されるようになりました．
- 欧州心臓病学会（ESC）では，この CHA$_2$DS$_2$-VASc スコアが心房細動の患者さんでの抗凝固療法施行の適否の指標としてガイドライン（**図1**）上で用いられ，1点以上で抗凝固療法が勧められています．
- 一方，CHA$_2$DS$_2$-VASc スコアで0点に相当する人は，ESC のガイドラインでも日本循環器学会のガイドラインでも通常は抗凝固療法の対象となりません．
- わが国のガイドラインではCHADS$_2$スコアが採用されていて，1点以上の場合は抗凝固療法が推奨されることになっています．また，CHA$_2$DS$_2$-VASc スコアの代わりに日本のデータを取り入れて"その他のリスク"として挙げている点も ESC ガ

表2 CHA$_2$DS$_2$-VASc スコア

項　目	点　数
心不全/左室収縮不全	1点
高血圧	1点
75歳以上	2点
糖尿病	1点
脳卒中/TIA既往/全身性塞栓	2点
血管疾患（心筋梗塞既往，末梢動脈疾患，大動脈プラーク）	1点
65〜74歳	1点
女性	1点

スコア	脳梗塞発症率（%/年）
0点	0
1点	1.3
2点	2.2
3点	3.2
4点	4.0
5点	6.7
6点	9.8
7点	9.6
8点	6.7
9点	15.2

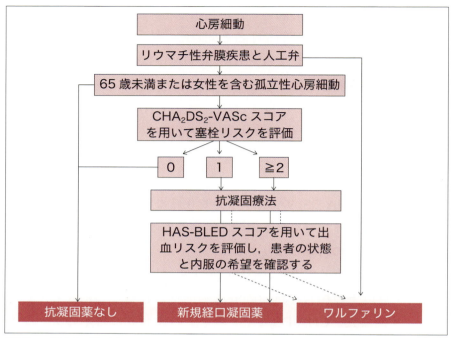

図1　ESCガイドラインのフローチャート
実線が望ましい選択，点線は次の選択．

［文献2を改変して引用］

イドラインとは異なっています．しかし，内容はCHA$_2$DS$_2$-VAScスコアの内容とほぼ同様です．
- ただし，女性はリスクから外され，代わりに心筋症が取り上げられています．"その他のリスク"のみを有する場合も抗凝固療法が考慮可となっています．

具体的にどうするか？

- このように，通常は抗凝固療法が推奨されていないCHA$_2$DS$_2$-VAScスコアがゼロでも治療を考慮するのはどのような臨床的場面であるのかを考えてみましょう．

- 以下の状況が想定されます．

> ① もともと抗凝固療法を必要としている場合
> ② 心エコー図にて左房機能，左心耳機能が悪い場合
> ③ 肥大型心筋症
> ④ カテーテルアブレーションの前後
> ⑤ その他，脳梗塞リスクが上がると考えられる病態
> ⑥ 抗凝固療法を患者さんが強く希望する場合

1 もともと抗凝固療法を必要としている場合

- これは当然ですが，人工弁の存在や静脈血栓および肺塞栓などの静脈系血栓症も，CHA_2DS_2-VAScスコアとは無関係に抗凝固療法の必要な疾患です．

2 心エコー図にて左房機能，左心耳機能が悪い場合

- 左心耳機能の低下を示した症例では左心耳内血栓の頻度が高く，いわゆる"もやもやエコー"（とくに濃く，しっかりと描出される場合）が左房内に存在する場合も，洞調律であっても左房内血栓の存在や全身性塞栓発症頻度が高いことが知られています．
- 近年では体表面エコーで測定される様々なパラメーターでも脳梗塞発症と関連することが示されており，これらの指標が明らかに異常を示す場合は抗凝固療法が必要と考えられます．

3 肥大型心筋症

- 前述のように日本循環器学会ガイドラインでは，心筋症が"その他のリスク"として挙げられています．
- 肥大型心筋症の患者さんでは，加齢に伴い死因として脳卒中の割合が徐々に増加し，とくに左房径が拡大するとその関係が増加することが知られています．

- また，本疾患での心房細動は心不全や総死亡とも関連するため要注意です．

4 カテーテルアブレーションの前後

- カテーテルアブレーションは心房細動根治の可能性のある治療で，最終的には抗凝固療法中止も期待されます．
- しかし，アブレーション周術期では抗凝固療法は必須で，抗凝固療法のできない人ではアブレーションは禁忌です．
- 電気的除細動のときと同様に治療前3週間は治療域の抗凝固療法が行われていることが必要です．そうでなければ経食道心エコーで左心耳内血栓の有無を確認します．
- アブレーション中はACT 300〜400秒に維持し，治療後は洞調律が維持されていても最低2〜3ヵ月は抗凝固療法を継続します．
- その後は$CHADS_2$スコアとCHA_2DS_2-VAScスコア低値であれば中止可能です．

5 その他，脳梗塞リスクが上がると考えられる病態

- 腎機能障害，睡眠時無呼吸症候群，心アミロイドーシスや以前の日本循環器学会のガイドラインで取り上げられていた甲状腺中毒症なども脳梗塞リスクが高いことが知られ，抗凝固療法の適応を考慮すべき疾患です．一方，透析例などの高度腎機能障害例では，出血リスクも高くなる傾向があり，実際に抗凝固療法を行うかどうかは症例ごとに検討する必要があります．
- 多少方向がずれますが，近年，ペースメーカーなど植込みデバイスでの心房性不整脈の頻度が高い症例ではcryptogenic strokeが多いことが報告されています．また，もともと洞機能不全症例では無症候性心房細動が多く，そのうち心室ペーシング率が高い場合はその頻度が高まることも知られています．そのため，植込みデバイスが入っている症例では心房のhigh

rate episode の持続時間や心室ペーシング率などに注意して，抗凝固療法の適応時期を見極めることが必要です．

⑥ 抗凝固療法を患者さんが強く希望する場合

- 前述のように CHA$_2$DS$_2$-VASc スコアがゼロでは，ガイドライン上，抗凝固療法は推奨されていません．それは，抗凝固療法に伴う大出血リスクのデメリットの方が多くなると考えられるためです．
- しかし，CHA$_2$DS$_2$-VASc スコアがゼロでも脳梗塞になる人は少数ながら存在し，有名な心原性脳梗塞を起こした元野球選手の CHADS$_2$ スコアはゼロであったという話もあります．
 Fushimi AF registry では，CHADS$_2$ スコア 0〜1 点の人でもアスピリンなどの抗血小板薬も含めると約 50％で何らかの抗血栓療法が行われていた一方，CHADS$_2$ スコア 2 点以上の人でも 2〜3 割の人は抗凝固療法が行われていませんでした．
- このことは一概に治療ガイドラインを理解していなかったとは言えず，むしろ患者さんの状態や希望に応じた対処の結果であった可能性もあります．
- そのため，CHA$_2$DS$_2$-VASc スコアがゼロでも患者さんが強く希望するような場合は，そのメリット・デメリットを理解してもらった上で抗凝固療法を行うという選択があるかもしれません．

個人的な経験で言えば

- 抗凝固療法のメリットは予防のみであるのに対し，デメリットは小出血でもはっきりと患者さん自身に結果として表れてきます．そうすると目に見えないメリットは忘れ去られてしまい，発症頻度の高い小出血のみに意識がとらわれてしまいがちにな

ります．そのため，常に患者さんのモチベーションを上げない限り，治療継続は困難になります．
- 大出血の場合はさらに対応が複雑で，消化管出血ではいったん抗凝固療法の中止が必要な場面が多いわけですが，一方で長期に抗凝固療法を中止しておくと今度は塞栓発症率が高くなるという報告もあり，再開時期を注意深く決定しなければなりません．このように抗凝固療法は諸刃の剣であることを常に意識して，患者さんの状態変化に注意を払いながら理解を得て治療を進めることが重要です．

Take Home Message

①基本的には CHA_2DS_2-VASc スコアがゼロの人には抗凝固療法は使用しません．
②一方，抗凝固療法を考慮すべき病態・社会的適応も存在し，患者さんの理解を得て治療することが重要です．

文　献
1) European Heart Rhythm Association; European Association for Cardio-Thoracic Surgery, et al. Europace. 2010; **12**: 1360-1420
2) Camm AJ, et al. Europace. 2012; **14**: 1385-1413
3) 日本循環器学会：循環器病の診断と治療に関するガイドライン，心房細動治療（薬物）ガイドライン（2013年改訂版），p34-36 <http://www.j-circ.or.jp/guideline/pdf/JCS2013_inoue_h.pdf>（2015年3月24日，日本循環器学会HP閲覧，最新情報はhttp://www.j-circ.or.jp/guideline/ をご確認下さい）

11 発作性心房細動でも抗凝固療法を行うワケ

結論から先に
- 心房細動の分類の前に，抗凝固療法の適応（脳梗塞の危険因子の有無）を考えます．
- 脳梗塞の危険因子がある場合には，いずれ（発作性，持続性，永続性）の心房細動でも抗凝固療法を行います．

心房細動の分類とその意義
- 心房細動はその持続時間などをもとに，以下の4つに分類することができます[1]．
  ① 発作性心房細動：発症後7日以内に洞調律に戻るもの
  ② 持続性心房細動：発症後7日を超えて心房細動が持続しているもの
  ③ 長期持続性心房細動：持続性心房細動のうち発症後1年以上，心房細動が持続しているもの
  ④ 永続性心房細動：電気的あるいは薬理学的に除細動不能のもの
- ただし，心房細動が生じても症状がなく，その持続時間を正確に決定することが困難な場合も少なくありません．また，同じ患者さんでも持続時間が7日以内のものと7日を超えるものが混在することもありますし，時間経過で発作性心房細動から持続性や永続性心房細動に移行することも多いです．薬やカテーテルアブレーションの影響で心房細動の持続時間が変化するこ

ともあります．
- そのような場合，その患者さんの心房細動を，発作性，持続性，永続性のいずれに分類すべきか頭を悩ませることになります．4つの分類がある上に，その分類が曖昧……，正直言って疲れます．
- ただし，ここで心房細動の診療にあたっての，臨床医の負担を軽減する朗報があります．それは，**こと抗凝固療法に関しては，目の前の患者さんの心房細動をわざわざ分類する必要はない**，ということです．
- というのも，いずれの心房細動であっても，脳梗塞や全身性塞栓症の発症頻度はほぼ同等だということが分かっているからです．
- したがって，$CHADS_2$ スコアや CHA_2DS_2-VASc スコアなどで脳梗塞・全身性塞栓症のリスクを評価し，抗凝固療法が必要と判断されれば，上記いずれの心房細動であっても抗凝固療法を行う，ということになります．

この臨床試験がブレイクスルー

- Atrial Fibrillation Clopidogrel Trial with Irbesartan for Prevention of Vascular Events（ACTIVE W）試験は，心房細動の患者さんに対して抗凝固療法と抗血小板療法（アスピリン＋クロピドグレル）の有効性・安全性を比較検討した研究で，その結果から，心房細動の患者さんに対する抗凝固療法の必要性が確認されています．そのサブ解析で，発作性心房細動と持続性もしくは永続性心房細動の患者さんにおける脳卒中・全身性塞栓症の発症率に関する検討が行われています[2]．
- 発作性心房細動の患者さんが1,202例，持続性・永続性心房細

動の患者さんが5,495例でした．患者背景として，発作性心房細動の患者さんの方が持続性・永続性心房細動の患者さんに比べ，若年で心房細動診断からの時間が短く，弁膜症，心不全，糖尿病の頻度は少なく，高血圧の頻度は高いというもので，$CHADS_2$スコアの平均は，発作性心房細動の患者さんで1.79 ± 1.03，持続性・永続性心房細動の患者さんで2.04 ± 1.12と，後者で高値でした（$p < 0.00001$）．

- 抗凝固療法が施行された頻度は，発作性心房細動の患者さんで64.8％，持続性・永続性心房細動の患者さんで79.5％と，後者で高値でした．脳卒中・全身性塞栓症の（抗凝固もしくは抗血小板療法を行った上での）年間リスクは，発作性心房細動の患者さんで2.0，持続性・永続性心房細動の患者さんで2.2であり，両群間に有意差は認めませんでした（**図1**）．また，患者背景を調節した後の解析でも，両群の脳卒中・全身性塞栓症のリスクに有意差を認めませんでした．

発作性心房細動の患者さんに対する抗凝固療法の現状

- J-RHYTHM registryは日本における抗凝固療法の現状などを検討するために行われた観察研究です．そのサブ解析で，$CHADS_2$スコアが1点以上の症例でのワルファリン療法の施行状況が調べられています[3]．
- 持続性と永続性心房細動の患者さんでは，それぞれ90％と93％の症例で抗凝固療法が行われているのに対して，発作性心房細動の患者さんで抗凝固療法が行われている症例は83％に留まっていました．
- $CHADS_2$スコア1点に対するワルファリン療法は，現在の日本のガイドラインで，「推奨」ではなく「考慮可」となってい

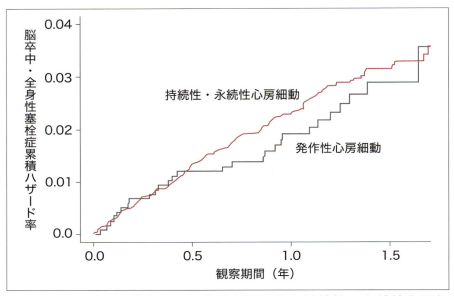

図1 ACTIVE W試験での発作性心房細動と持続性・永続性心房細動の脳卒中・全身性塞栓症のリスク

［文献2を改変して引用］

ますし,心房細動の種類によって患者背景が異なりますので,その結果の解釈はむずかしいところですが,臨床の現場において,持続性・永続性心房細動に比べ,発作性心房細動に対する塞栓リスクが低いと認識されている可能性があります.
- 脳梗塞の危険因子が存在する場合には,発作性心房細動であっても抗凝固療法を行う必要があります.

心房細動が初めて診断された患者さんに出会ったら

- 心房細動が生じても症状がないことも多いため,初めて見つかったその心房細動は,「初めて診断された」心房細動ではありますが,その患者さんにとって「初めて生じた」心房細動で

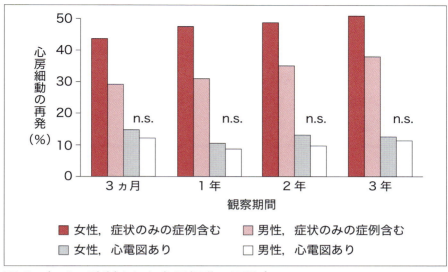

図2 初めて診断された心房細動の再発率

[文献4を改変して引用]

あるか否かは分かりません.

- Canadian Registry of Atrial Fibrillation（CARAF）試験では初めて診断された心房細動の患者さんの，その後の再発頻度を検討しています（**図2**）[4]．対象患者は899例で62％が男性でした．男性では33％，女性では39％に抗不整脈薬の投与が行われました．
- その結果，1年以内に心房細動の再発（症状のみを含む）を，男性で約30％，女性で約45％に認めています．抗凝固療法は約3割程度の症例でしか行われておらず，3年間の経過観察期間で約7％の脳卒中発症を認めています．
- したがって，$CHADS_2$スコアやCHA_2DS_2-VAScスコアなどから抗凝固療法が必要と判断されれば，初めて診断された心房細動であっても，その後，心房細動の再発がないと判断されるまでは抗凝固療法を行う必要があります．

TAKE HOME MESSAGE

- 心房細動の患者さんに出会ったら，まず抗凝固療法の適応（塞栓リスク）を考えます．
- 心房細動は常に症状があるわけではない，ということを頭の片隅に入れておきましょう．

Column 発作性 vs. 持続性の塞栓リスク，論争は続く？

- 発作性心房細動の患者さんと持続性心房細動の患者さんでは，その脳梗塞や全身性塞栓症のリスクは「ほぼ同等」と記述しました．一般的には両者のリスクは同じであると認識されており，ACTIVE W試験などでも両者のリスクの有意差がなかったのだから「同等」としてもよいかと思われるかもしれませんが，この「ほぼ」には意味があります．というのも，そのリスクに差があるという報告もあるからです．
- Apixaban for Reduction in Stroke and Other Thromboembolic Events in Atrial Fibrillation (ARISTOTLE) 試験は，心房細動の患者さんの脳卒中・全身性塞栓症に対して非ビタミンK阻害経口抗凝固薬のアピキサバンとワルファリンの有効性・安全性を検討した試験ですが，そのサブ解析で，発作性心房細動の患者さんと持続性心房細動の患者さんの脳卒中リスクが検討されています[5]．
- 発作性心房細動の患者さんが2,786例，持続性・永続性心房細動の患者さんが15,412例でした．その結果，脳卒中・全身性塞栓症の（抗凝固療法を行った上での）年間リスクは，発作性心房細動の患者さんの0.98%に対して，持続性・永続性心房細動患者さんでは1.52%と，後者で有意に高値でした（$p=0.003$：**図3**）．
- このように，発作性 vs. 持続性心房細動での塞栓リスクに関しては，いまだ議論の余地が残っています．しかし，実臨床を行うに

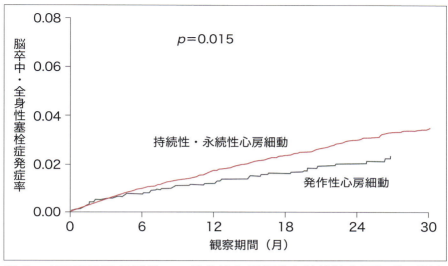

図3 ARISTOTLE試験での発作性心房細動と持続性心房細動の脳卒中・全身性塞栓症のリスク

［文献5を改変して引用］

あたっては,「発作性心房細動と持続性心房細動の塞栓リスクはほぼ同等である」という認識で診療するべきだと考えています.

文　献
1) 日本循環器学会：循環器病の診断と治療に関するガイドライン, 心房細動治療（薬物）ガイドライン（2013年改訂版），p34-36 <http://www.j-circ.or.jp/guideline/pdf/JCS2013_inoue_h.pdf>（2015年3月24日，日本循環器学会HP閲覧，最新情報はhttp://www.j-circ.or.jp/guideline/ をご確認下さい）
2) Hohnloser SH, et al. J Am Coll Cardiol. 2007; **50**: 2156-2161
3) J-RHYTHM Registry Investigators. Circ J. 2011; **75**: 2357-2362
4) Humphries KH, et al. Circulation. 2001; **103**: 2365-2370
5) Al-Khatib SM, et al. Eur Heart J. 2013; **34**: 2464-2471

12 たこつぼ心筋症に出会うか？

結論から先に

- たこつぼ心筋症は，ストレスなどが原因で，一過性に心臓の一部が動かなくなってしまう病気です．
- ストレスの多い現代社会では，

  **そんなに珍しい病気ではなく，
  日常診療の中で出会う可能性がある病気**

  と言えます．
- 胸痛，呼吸困難など心筋梗塞と同じような症状を訴えられるので，急性心筋梗塞との鑑別がむずかしい場合があります．

なぜ "たこつぼ" と言うのか？

- この病気で心臓が動かなくなってしまう場合，動かなくなってしまう心臓の場所が心尖部を中心とした領域（図1）であるため，心臓の形があたかもタコを捕獲するのに使用した「蛸壺」（図1）に似た形になります．
- そのため，このような特徴的な心臓の形態をとる病気が，「たこつぼ心筋症」と名付けられました．

たこつぼ心筋症はどんな人に，どんなときに起こる？[1]

- たこつぼ心筋症は，欧米人に比べて，日本人に多いことが知られています．実際この病気の名付け親は日本人で，日本から世

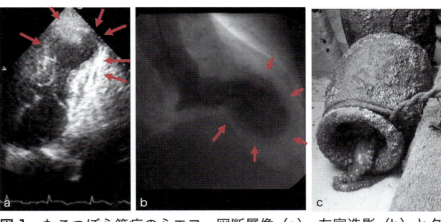

図1 たこつぼ心筋症の心エコー図断層像（a），左室造影（b）とタコが捕獲されている蛸壺（c）

無収縮部位を矢印で示しています．

界に向けて発信した病気と言えます．
- 女性に多く，80 〜 90％の症例が女性です．
- ストレスがかかる事態が起こった場合に発症することが多いということが分かっています．例えば，何かに激怒した後や，近親者の死など衝撃的な出来事に直面したとき，地震などの災害に遭遇したとき，喘息の重積発作時などが挙げられます．
- たこつぼ心筋症の発症機序には色々な説がありますが，ストレス時に生じることなどから，カテコラミンの過剰分泌が関わっているのではないかと言われています．
- 診断基準[2]からは除外されていますが，脳出血後にも，たこつぼ心筋症と同様の病態が生じることが多く報告されています．

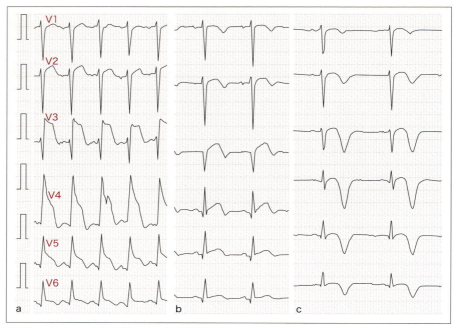

図2 たこつぼ心筋症の心電図変化
　　　（a：1日目，b：2日目，c：5日目）
急性期にはST上昇（a）が著明で，その後，急速に変化し，T波の陰転化（b），QT延長を伴う巨大陰性T波（c）が見られます．

急性心筋梗塞とどうやって鑑別するのか？

- 急性心筋梗塞と診断された症例の1〜2％がたこつぼ心筋症であったと報告されています．
- 症状は急性心筋梗塞と見分けがつかないことが多く，また心電図（**図2**）でも，ST上昇やT波の陰転化など，急性心筋梗塞で見られるような変化が見られます．胸部誘導で見られる巨大陰性T波（**図2**）が，たこつぼ心筋症に比較的特徴的な所見で，QT延長を伴うことが多いです．
- 心エコー図検査や左室造影検査で見られる心尖部を中心とした

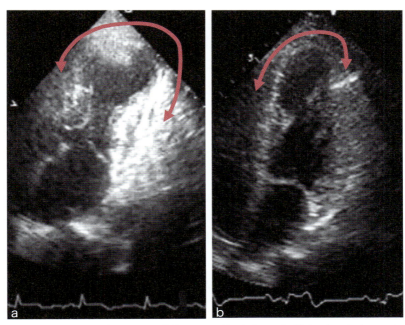

図3 たこつぼ心筋症（a）と，前壁中隔心筋梗塞（b）の心エコー図断層像

たこつぼ心筋症では心尖部を中心にほぼ対称的な壁運動異常を呈するのに比し，前壁中隔心筋梗塞では，心尖部から後壁側への壁運動異常領域の回り込みが少なく対称的ではないことが多いです．

　無収縮，つまり「蛸壺」の形と，残存している心基部の過収縮はこの病気に特徴的な所見です（**図3**）．
- しかし，前壁中隔心筋梗塞を確実に除外するには，冠動脈造影検査で冠動脈が正常であることを確かめる必要があります．

患者さんは元気になるの？

- 多くの場合，たこつぼ型の壁運動異常は一過性であり，数日から数週間で回復します．

- それに伴い，心電図も刻々と変化（**図2**）していきますが，心電図の正常化には，数ヵ月程度かかることもあり，また非特異的な ST-T 変化が残存することもあります．
- 病態がダイナミックに変化するため，発症後しばらくは心エコー図検査や心電図で細かく経過を追う必要があります．
- たこつぼ心筋症の死亡率は 1 ～ 2％と報告されていて，全体としては予後の良い病気です．再発例もまれに見られます．

流出路狭窄をよく合併する

- たこつぼ心筋症では，心尖部が無収縮になると同時に，心基部が過収縮になることが多く，そのため，左室流出路狭窄を生じます．左室流出路狭窄のために血圧低下が起こり，ひどい場合はショック状態になります．
- 通常,血圧低下にはカテコラミンなどの強心薬を使用しますが，左室流出路狭窄があると，カテコラミンにより逆に狭窄が悪化します．
- 流出路狭窄に対しては,輸液や β 遮断薬が有効ですが,逆に「たこつぼ」の無収縮部の範囲が広いと，輸液や β 遮断薬によって心不全が悪化します．
- このように，流出路狭窄を合併する症例では，治療に難渋することがあります．

こんな患者さんがいました：心破裂例

- 一般に，たこつぼ心筋症の予後は良いのですが，中に突然死を起こす症例があります．その原因の1つに,心破裂があります．
- 心嚢液貯留が見られる症例（**図4**），心電図で ST 上昇（**図4**）が持続する症例などが，心破裂のハイリスク症例です．

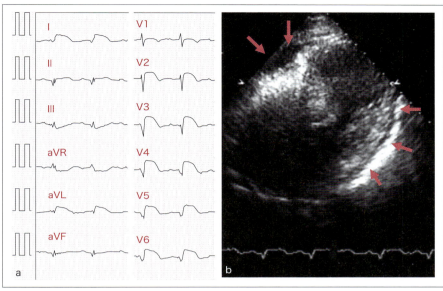

図4 発症後4日目に心破裂による突然死を起こした症例の，突然死発症36時間前の心電図（a）と心エコー図断層像（b）

ST上昇の持続と，少量の心嚢液（矢印）を認めていました．

具体的にどうするか？

- たこつぼ心筋症は，壁運動異常も一過性で，おおむね予後の良い病気ですが，発症後急性期には急性心筋梗塞と鑑別することがむずかしく，実際，低血圧や心不全，不整脈など，急性心筋梗塞と同じくらい重大な合併症を起こしうる病気です．
- ですから，このような症例に出会ったときは，急性心筋梗塞と同様に，すぐに循環器内科医に連絡することが重要です．
- しかし，「ストレスなどが誘引となって起こる，このような病気があるんだなあ」ということは知っておいて損はないと思います．

TAKE HOME MESSAGE

- たこつぼ心筋症は，急性心筋梗塞と鑑別がむずかしい病気です．
- 壁運動異常は一過性で，おおむね予後は良いですが，急性期には重大な合併症が起こりうるため，急性心筋梗塞と同様の体制で望む必要があります．
- 壁運動や心電図異常が刻々と変化するため，細かく経過を追うことが重要です．

文　献
1）Akashi YJ, et al. Circulation. 2008; **118**: 2754-2762
2）Kawai S, et al. Circ J. 2007; **71**: 990-992

13 最近のステントはどこが変わったか？

結論から先に

- 狭心症，心筋梗塞などの虚血性心疾患のカテーテル治療のことを経皮的冠動脈インターベンション（PCI）と言いますが，多くの場合「ステント」が使用されます．
- 現在，広く使用されているステントは

> **薬剤溶出性ステント（drug eluting stent：DES）**

と呼ばれるもので，日本でも 2004 年に導入されて以来，10 年以上にわたって広く使用されています．
- DES も第二世代,第三世代と進化するにつれて,ステント材質,ポリマーなどに改良が進み，初期の欠点を克服しつつあります．

カテーテル治療はどのように進化してきたのか？

- 末梢の動脈から挿入したバルーンで冠動脈の狭窄部位を拡張するカテーテル治療は，開胸手術が基本の冠動脈バイパス術と比較して低侵襲であることから，広く普及してきました．
- しかし，術後早期の急性閉塞や慢性期の再狭窄のために血流を維持できない事例が無視できない程度存在していました．
- また，バルーンでは十分に拡張できない石灰化を伴う病変も存在していたため，バルーンに代わるものとして様々なデバイスが開発されてきました．代表的なものとして，カッティングバルーン，方向性アテレクトミー（DCA）や回転式粥腫切除術

- (ロータブレーター) などがありますが，その中の1つとしてステントがありました．
- ステントは金属でできた網目状の筒で，狭窄した冠動脈内に留置してくるものです．ステントは冠動脈解離による急性冠閉塞の対応には有効な手段でしたが，ステント留置後の血栓閉塞が当初は高率に発症していました．
- **血栓閉塞の予防のためには，アスピリンとチエノピリジン系薬剤による抗血小板薬2剤併用療法（dual antiplatelet therapy：DAPT）[1]や冠動脈血管内超音波検査（IVUS）でステントの血管壁への圧着を確認することが有効であることが示されてから[2]**，ステントを安全に留置できるようになりました．
- さらに，バルーン拡張に対してステントの再狭窄抑制効果が優れていることが証明されてからは，PCIの主体はステントへと移っていきました．ただし，再狭窄率はなお20％程度あり，再治療を余儀なくされる患者も少なくありませんでした．

ステント再狭窄をどうやって克服するのか？

- ステント留置部位では血管内皮細胞が傷害されており，ステントストラット周囲の血栓形成が起こります．その血栓を基盤としてマクロファージと平滑筋細胞からなる新生内膜増殖が起こり，最終的に内皮細胞が再生されてくるのですが，この新生内膜の過剰な増殖がステント再狭窄に関与することが分かってきました．
- このステントの再狭窄を解決するために開発されたのがDESです．DESは通常の金属製ステントにベースとなるポリマーコーティングを施し，薬剤を含むマトリックスを塗布した構造になっています．

- 最初に開発された DES では免疫抑制薬であるシロリムスが 30 日間で約 80% 放出されるように調整されていました．このシロリムス溶出性ステント（sirolimus-eluting stent：SES）の成績は非常に良好であり，Randomized Study with the Sirolimus-Coated Bx Velocity Balloon-Expandable Stent in the Treatment of Patients with de Novo Native Coronary Artery Lesions（RAVEL）試験では，通常のステントの再狭窄率が 26.6% であるのに対して SES では 0% という驚くべき結果でした[3]．
- また，SES に続いて登場したパクリタキセル溶出性ステントも同様に再狭窄を有意に抑制することが示され，DES が PCI の主役に代わりました．
- DES が出現したために，これまでの薬剤を溶出しない通常のステントのことをベアメタルステント（bare metal stent：BMS）と呼ぶようになりました．

薬剤溶出性ステントに弱点はあるのか？

- 順調に普及する DES でしたが，2006 年の欧州心臓病学会において，DES と BMS の比較試験のメタ解析の結果から DES において有意に死亡率，心筋梗塞発症率が多いことが報告され，DES の安全性を疑問視する声が大きくなってきました[4]．
- DES では内膜新生が遅延することと，さらに薬剤をコーティングするためのポリマーによる局所の炎症，アレルギー反応が原因と思われるステント周囲の造影剤漏出（peri-stent contrast staining：PSS）を認める症例も報告され，ステント血栓症の一因と考えられています．
- その後の無作為化試験で DES 留置患者でも死亡率もしくは心筋梗塞発症率の増加が見られないことが報告され，現在のとこ

ろ DAPT を一定期間継続できれば比較的安全に使用できると考えられています[5].

PCI デバイスの進化

- DES も時代とともに進化しています.
- 薬剤は,初期 DES で有効であったシロリムスに続いて免疫抑制薬のエベロリムス,biolimus A9,zotarolimus が使用されています.
- ステントの素材としてはステンレスに代わるものが採用されています.
- ステンレスを使用していた初期の SES(Cypher ステント)のストラット厚は 140 μm でしたが,現在使用されているステントのうちコバルトクロムを使用した Resolute Integrity ステントは 91 μm,Xience Xpedition ステントは 81 μm,プラチナ合金の Promus Premier も 81 μm と薄くなり,またステントデザインやバルーンを工夫することで蛇行の強い血管への通過性や血管追従性を高めています.
- また,ポリマーも生体適合性を高めたもの,生体内で分解されるものなどが使用されるようになっており,病変に応じたステントの選択も可能となっています.
- ステント以外では,バルーンにパクリタキセルを塗布した薬剤溶出性バルーン(drug coating balloon:DCB)が使用可能となり,ステント再狭窄に対する効果が期待されています.
- さらに,poly-L-lactic acid(PLLA)や poly-D, L-lactide(PDLLA)などの生体吸収素材で構成され,ステント自体が時間とともに吸収される生体吸収スキャフォールドの臨床使用も始まりつつあります.

DAPTはいつまで続けるの？

- DES留置患者のステント血栓症予防にはDAPTが有効ですが，長期間続ければ出血性合併症の懸念が高まります．
- 短期間（3～6ヵ月）のDAPTと長期間（12～24ヵ月）のDAPTを比較した4つの無作為化試験のメタ解析を行ったEl-Hayekらの報告では，短期間のDAPTでステント血栓症の発症率がやや高いものの有意差はなく，出血性合併症は長期間のDAPTで有意に高い発症率を示していました[6]．
- 同様の結果が複数のメタ解析でも示されており，DES留置後のDAPT継続期間は，とくに新しい世代のステントに関しては長くても12ヵ月程度にしてもいいという意見がおおむね多数を占めつつあります．
- 一方，2014年に発表されたDAPT試験では，30ヵ月の長期間DAPT群でステント血栓症および主要有害複合エンドポイント（死亡，心筋梗塞，脳卒中）が12ヵ月のDAPT群と比較して有意に低いという結果でした[7]．
- ただし，この研究では12ヵ月DAPT群では心筋梗塞は増加したものの死亡は増加していないこと，12ヵ月DAPT群では出血性合併症が少ないことも明らかにされており，DAPTの長期継続は慎重に行う必要がありそうです．

こんな患者さんがいました

- BMSで再狭窄を繰り返していた患者さん（図1）ですが，SES留置後は再狭窄なく経過され，7年目の造影でも内腔損失はほとんど見られず，良好な経過を示しています．
- また，左主幹部の閉塞でSESを留置した方（図2）では，留置後数年でステントの周囲に造影剤の染み出し（PSS）が見え

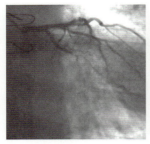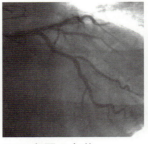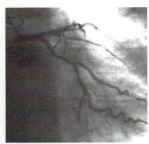

DES 留置前　　　　　DES 留置 1 年後　　　　DES 留置 7 年後

図 1　DES 留置 7 年後も経過良好な症例

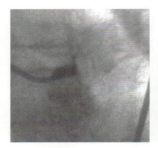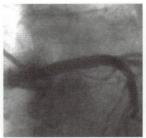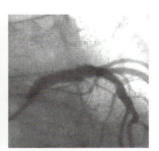

DES 留置前　　　　　DES 留置 3 ヵ月後　　　DES 留置 3 年後

図 2　左主幹部の DES 留置後に PSS を認めた症例

るようになっています．
- このような患者さんに対する DAPT の中断には致死的なステント血栓症のリスクがつきまといますので，出血がないかどうか注意深く観察しつつ DAPT を継続しています．
- 一方で，DES 留置から長期間経過した中にはステント内再狭窄を起こす症例も見られます（**図 3**）．
- 症例は SES 留置から 8 年経過した症例ですが，晩期再狭窄（late catch up）と呼ばれる現象がちらほら認められます．
- 今後は新しいデバイスも含めて，より長期の有効性，安全性を評価していくことになりそうです．

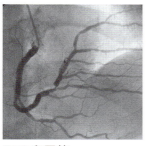 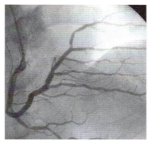 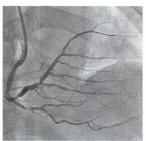

DES 留置前　　　　DES 留置 10 ヵ月後　　　DES 留置 8 年後

図 3 晩期再狭窄の一例

TAKE HOME MESSAGE

- 新しい世代の薬剤溶出性ステントは通過性，血管追従性に優れており，複雑病変でも再狭窄の予防効果が期待できます．
- DAPT 期間は短縮される傾向にありますが，個々の病態に合わせた薬剤選択が必要です．

文　献

1) Schomig A, et al. N Engl J Med. 1996; **334**: 1084-1089
2) Colombo A, et al. Circulation. 1995; **91**: 1676-1688
3) Morice MC, et al. N Engl J Med. 2002; **346**: 1773-1780
4) Camenzind E, et al. Circulation. 2007; **115**: 1440-1455
5) Stone GW, et al. N Engl J Med. 2007; **356**: 998-1008
6) El-Hayek G, et al. Am J Cardiol. 2014; **114**: 236-242
7) Mauri L, et al. N Engl J Med. 2014; **371**: 2155-2166

14 心電図で分からない心筋梗塞に出会ったら？

結論から先に

- 心筋梗塞を疑わせるような症状や経過があったのであれば，

> **完全に否定できるまでは**
> **「心筋梗塞疑い」として対応する方がいい**

と思います．
- 短時間で急変する可能性があり，また迅速な再灌流療法は予後改善につながります．

具体的にどうするか？

- 心電図で分からない場合と対応を以下に列挙します．

1 ST 変化が目立たない

- 非 ST 上昇型である，超急性期である，肥満体型や心膜液貯留で低電位差であるなどが考えられます．15〜30 分間隔で心電図を撮り直したり，誘導の感度を上げるなど考慮して下さい．

2 もともと完全左脚ブロック波形である

- ST-T 変化の判断はむずかしく，心電図波形に頼らず他の検査を進めた方がいいと思います．ペースメーカー植込み後でも同様です．
- Sgarbossa electrocardiography criteria[1] では，
  ① QRS が上向きになる誘導で ST 上昇が 1 mm（0.1 mV）以上見られる

②V1-V3のSTが1mm（0.1mV）以上低下している
- このどちらかが見られれば，急性心筋梗塞の特異度は98%とのことです．症状を伴う新規の完全左脚ブロックは心筋梗塞として対応して下さい．

3 後壁梗塞である

- 右冠動脈はⅡ，Ⅲ，aVF，左前下行枝は前壁誘導に異常が出るので，ST-T変化が比較的分かりやすいです．しかし左回旋枝の梗塞は，通常の心電図のみでは判断が困難なことがあります．
①V1のR波増高（もともと陰性だった場合はV1のT波陽性化）
②前胸部誘導のST低下
- これらが見られたら，後壁梗塞を考慮して背側誘導（V7〜V9誘導）を確認して下さい．この場合，V1のR波増高は鏡面像で考えると後壁のQ波に相当します．

4 心電図異常はあるが典型的ではなく正しく判断できない

- 多枝病変，左主幹部病変，陳旧性心筋梗塞が背景にあり側副血行路が発達している，などが挙げられます．これらの場合は責任病変の判断に難渋し，心筋梗塞と判断しにくいかもしれません．専門医でも判断に迷うことがあり，血液検査や心エコー図検査などその他の検査を検討して下さい．

5 その他

- 早期再分極などのJ波症候群や，高カリウム血症などの電解質異常によるT波増高が見られるなど，別の原因でST-T変化が出現している場合が考えられます．閉塞と再灌流を繰り返す場合，血栓が末梢に移動した場合もSTが基線に戻ったり波形変化があったりと判断に迷うかもしれません．やはり血液検査や心エコー図検査などに頼る必要があります．

心筋梗塞らしい胸痛があるときに
診断に用いられるマーカーは何？

- 血液バイオマーカーと心エコー図が挙げられます．血液バイオマーカーには心筋逸脱酵素がありますが，急性期には上昇しません．心筋トロポニンは急性心筋梗塞の診断に使用されます．海外の心筋梗塞の診断基準では，トロポニンTが健常者の99パーセンタイル値を超えて上下し，①〜③が確認されれば診断されます．
  ①虚血症状
  ②新たなST-T変化，新たな左脚ブロック，異常Q波
  ③新たな壁運動異常
- ただし，通常の測定系では陽性か陰性かの判断しかできません．ここでいうトロポニンTとは，高感度測定系で測定された「高感度トロポニン」のことです．高感度トロポニンは超急性期から上昇し，1週間は陽性が続きます．また，慢性腎臓病がある場合は偽陽性になる可能性があるため注意が必要です．心不全や心筋炎などでも上昇するため，症状が非典型的であれば判断に迷うことがあります．迷ったら心筋梗塞疑いとして対応して下さい．

一般のクリニックで置いてもよさそうな検査はどれ？

- 心電図，心エコー図検査，可能であれば高感度トロポニン検査やチェックシートなどでしょうか．
- 心筋梗塞は早期の血流再建が望まれるため，時間をかけすぎずすべてを迅速に進める必要があります．心電図が正常もしくは判断に悩む場合は，トロポニン検査を含めた血液検査をすすめておいて，結果を待つ間に心エコー図と心電図再検を行って下さ

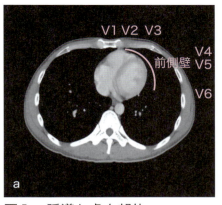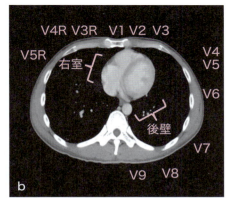

図1　誘導と虚血部位
aは通常の前側壁誘導で分かる領域．bには右側胸部誘導（V3R・V4R・V5R）と背部誘導（V7・V8・V9）で分かる領域を示しました．

い．
- さらに対側心電図の追加が望ましいですが，通常の12誘導心電図波形（**図1-a**）をもとにして右側胸部誘導（V3R・V4R・V5R）と，背部誘導（V7・V8・V9）波形を導出する導出18誘導心電図（**図1-b**）も有用と思われます．電極の貼り方は標準12誘導心電図検査と同じです．
- 心エコー図では責任病変の壁運動異常が分かります．壁が菲薄化していたり瘤化していれば，梗塞から時間が経過していると判断できます（この場合は再灌流よりも，心破裂予防のための降圧療法と心不全と心原性塞栓症予防を優先する必要があります）．体格や姿勢によっては評価可能な像の描出がむずかしいこともあるので，時間をかけすぎて搬送のタイミングを逸しないように注意して下さい．
- 病歴，心電図，年齢，リスク因子とトロポニン値をそれぞれ0〜2点としてスコア化したHEARTスコア[2]というものがあります．

- 検査項目に症状と発症リスクを加えて総合的に点数化したもので，受診後6週間以内の急性心筋梗塞（やPCI，冠動脈バイパス術，および死亡）リスクを予測します．しかし，低リスク群と判断された症例でも心筋梗塞を発症しており，これですべてが決まるわけではありません．若年，心電図正常，トロポニン低値ならば点数は低く出ます．特発性冠動脈解離は若年女性で見られますし，家族性高コレステロール血症があれば，若年の痩せ型男性でも心筋梗塞は起こります．
- 急性心筋梗塞の診断とは直接関係ありませんが，発症リスクを予測する指標として，海外ではFraminghamスコア，国内では吹田スコアというものもあります．年齢，性別，喫煙，糖尿病，高血圧症，LDLコレステロール値，HDLコレステロール値，慢性腎臓病が判断指標となります．

鑑別疾患

- 急性心筋梗塞の他に，重症度の高い見逃してはいけない胸痛の原因として，胸部大動脈解離と肺血栓塞栓症があります．
- さらに，症状や心電図異常，心筋逸脱酵素上昇などから急性心筋梗塞と鑑別を要するたこつぼ心筋症もあります．何となく心電図変化に違和感がある（陰性T波のみ），心筋逸脱酵素の上昇度が軽度であるなど，心筋梗塞と微妙に異なる点があります．

専門医に送るときに留意すべきことは？
具体的にどう動けばいいか？

- 時間をかけすぎないことに留意して下さい．病院到着から責任病変をバルーンで拡張するまでの時間（door to balloon time：DTB）は，90分までがゴールデンタイムと呼ばれています．

実際は来院前から虚血を起こしており，この時間も考慮した発症からの総虚血時間（onset to balloon time：OTB）をできるだけ短くすることが重要です．心筋梗塞かどうか悩んでいるうちに時間が過ぎていくので，悩んだらオーバートリアージで専門医に送っていいと思います．

- カテーテル検査が可能な病院に来院されてからもすることは多く，ID作成を含めた手続き，オーダー入力，静脈ライン確保，酸素投与，アスピリン内服，着替え，導尿カテーテル留置，必要があれば除毛，手技説明，同意書記入などがあります．単純X線写真で縦隔拡大が疑われたらカテーテル検査の前にCT撮像が必要です．
- カテーテル検査室に移動してからも，物品準備，シース挿入，血管造影を経てインターベンション治療となります．徐拍であったり右冠動脈病変ならばペーシングが必要となるかもしれません．
- 来院後できるだけ早期に血行再建を行うには，静脈ラインを確保するMONA（M：塩酸モルヒネ，O：酸素吸入，N：硝酸薬，A：アスピリン内服）や，ご家族への連絡などがすんでいると助かります．モルヒネは敷居が高く使用しづらいとしても，他項目がすんでいると時間短縮になります．
- 心筋梗塞が疑われた，もしくは否定しきれない時点で専門医に連絡し，判断を仰いでもいいと思います．事前にCTが撮像されているならば，データやフィルムが添付されていると助かります．動脈瘤破裂の否定，（造影されていれば）肺血栓塞栓症の否定だけではなく，カテーテルのサイズやアプローチ部位の参考になります．

TAKE HOME MESSAGE

- 迷ったらオーバートリアージで相談しましょう．
- 早期診断が重要なので，検査に時間がかかりそうならば，臨床的背景と症状から「心筋梗塞を否定できない」と専門医に連絡しましょう．

文　献
1) Cai Q, et al. Am Heart J. 2013; **166**: 409-413
2) Melki D, et al. Crit Pathw Cardiol. 2013; **12**: 127-131

15 大動脈瘤は誰にできるか？

結論から先に
- もっとも多い原因は動脈硬化です．
- 動脈硬化は年齢とともに見られるため，大動脈瘤は誰にでもできうるものです．遺伝的要因や高血圧の関与も考えられています．
- 『高血圧治療ガイドライン 2014』によると日本の高血圧者は約 4,300 万人と推定されていて，日本人の約 1/3 が大動脈瘤のリスクに曝されています．
- その他の原因としては，外傷，炎症，感染，先天性などがあります．
- 炎症性疾患では Behçet 病，高安動脈炎などが，先天性疾患では Marfan 症候群などが挙げられます．

基本をもう一度，大動脈瘤とは
- 大動脈の一部の壁が，全周性，または局所性に拡大または突出した状態を大動脈瘤と定義しています．
- 正常な大動脈の太さは，胸部で 30 mm，腹部で 20 mm です．
- 具体的には，大動脈壁の一部が局所的にコブ状に突出したとき（嚢状），または直径が正常の 1.5 倍を超えたとき（胸部で 45 mm，腹部で 30 mm）（紡錘状）に「瘤」と呼びます．

- 大動脈瘤の分類とは,
  - ①真性　：壁が内膜・中膜・外膜の三層構造からなるもの
  - ②仮性　：動脈腔の外に新たな腔ができたもの
  - ③解離性：大動脈解離*の状態で拡大した場合

  を指します.

  *大動脈解離とは,大動脈壁が中膜レベルで二層に剥離し動脈走行に沿ってある長さを持ち二腔になった状態です.

- できる部位により,胸部・胸腹部・腹部大動脈瘤に分けられ,さらに胸部は上行・弓部・下行に,腹部は腎動脈上部・下部に分けられます.

一般診療では：診断編

- 前にも述べたように大動脈瘤は非常に一般的な疾患です.ですが,わが国での発症頻度などに関する疫学データはありません.近年の剖検例からの推定では 2.7％程度とされていますが,無症状のケースが多いため実際はもっと多くあると思われます.
- ですから日常診療では

  常に大動脈瘤の存在を疑ってみること

  が必要です.

- 一般診療で遭遇する多くは真性大動脈瘤です.多くの真性大動脈瘤が無症状で,胸部大動脈瘤は胸部 X 線写真で,腹部大動脈瘤は腹部触診で偶発的に発見されます.
- 大動脈解離ではほとんどが発症時に胸背部痛を訴えます.偶然に発見される頻度は約 10％程度です.真性大動脈瘤破裂・切迫破裂の際も,激しい胸痛や腹痛,腰部痛,ショック症状をきたします.

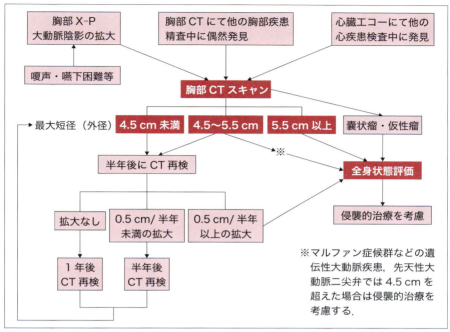

図1　胸部大動脈瘤の診断

［文献1より転載］

- 症状がある場合として，胸部大動脈瘤では嗄声や嚥下困難，胸部違和感などが見られることがあります．そのようなときは，胸部X線写真で大動脈影拡大の有無を確認し，可能なら胸部CTを施行しましょう．CTでの大動脈径により，その後の経過診察や検査手順を検討することになりますが（**図1**），胸部大動脈瘤で45mm以上あったら専門医療機関で早めに診てもらいましょう．
- 腹部大動脈瘤の場合，とくに注意すべき患者さんは，①男性（女性より数倍の危険率），②65歳以上（発症ピークは男性が70代，女性が80代と高齢），③喫煙者，④高血圧，⑤家族歴あり（腹

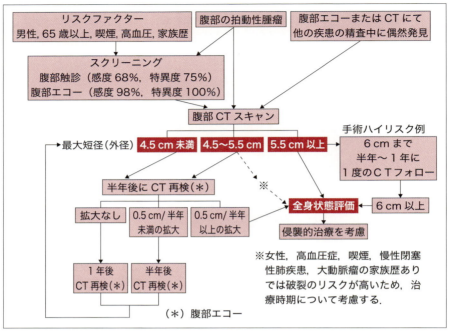

図2 腹部大動脈瘤の診断

［文献1より転載］

部大動脈瘤の2割に家族歴あり）です．これらの因子がある場合，もしくは腹部膨満感，便秘，腰痛などの症状があれば，なおさら積極的に腹部大動脈瘤を疑いましょう．日頃から腹部に触れ，可能ならときどきエコー検査で診てみましょう（**図2**）．

- 腹部大動脈瘤は，発見時瘤径40 mm未満では破裂率が0%である一方で，40 mm以上では瘤径が大きくなればなるほど破裂のリスクが高まります．径が40 mm以上あったら早めに専門医療機関に紹介しましょう．
- 大動脈瘤の拡大率は，形や元のサイズにより異なるものの，胸部大動脈瘤が約1〜4 mm/年，腹部大動脈瘤が約3〜5 mm/年と言われています．

- なお，大動脈瘤の瘤径は「最大短径」で評価します．最大短径とは，CTの場合，大動脈瘤を含む数スライスで大動脈瘤の短径を計測し，その中でもっとも大きなものを示します．

一般診療では：治療編

- 一般的に胸部大動脈瘤では径 60 mm，腹部大動脈瘤では径 50 mm が手術適応のボーダーラインになっています．これは瘤径がこのラインを超えると破裂のリスクが高くなるためです．
- 喫煙，高血圧，肥満，脂質異常症，糖尿病，高尿酸血症など動脈硬化の危険因子を管理治療することは，大動脈瘤の一次予防はもちろん，大動脈瘤と診断された後の瘤拡大抑制としての二次予防的にも重要です．
- 胸部大動脈瘤では，とくに禁煙と血圧管理が破裂防止に重要です．
- 腹部大動脈瘤における内科的治療は，手術適応に達しない瘤の拡張をいかに抑えるかにあります．現在，絶対的な治療法はありません．したがって，瘤拡大リスクのコントロールが重要です．
- 喫煙者は，非喫煙者や禁煙者に比べ，瘤破裂や破裂による死亡率が高く，喫煙者の禁煙は，明らかに瘤拡大リスクを低下させます．
- 血圧管理として，胸部大動脈瘤の降圧目標は収縮期血圧で 105〜120 mmHg と比較的低値に，腹部大動脈瘤では高血圧治療ガイドラインで推奨されている正常血圧値以下にコントロールすることが大切です．
- スタチンやアンジオテンシン変換酵素（ACE）阻害薬，β 遮断薬など，大動脈瘤の拡大・破裂の予防効果が期待された薬物も報告されていますが，いまだ定まった評価はありません．

専門医療機関では：外科的治療

- ステントグラフト内挿術が主流になりつつあります．
- 胸部大動脈瘤に対するステントグラフト内挿術を TEVAR（thoracic endovascular aortic repair）と呼びます．上行大動脈瘤のみでの TEVAR 適応はありません．弓部から下行大動脈瘤に対しては可能な限り TEVAR が検討されています．
- 弓部大動脈瘤では，大動脈分枝に対するバイパス手術と TEVAR を組み合わせたハイブリッド治療が行われます．
- 下行大動脈瘤に対しては，解剖学的な適応に問題がなければ TEVAR が第一選択となりつつあります．
- 腹部大動脈瘤に対しても，解剖学的な適応があればまずはステントグラフト内挿術［EVAR（endovascular aortic repair）と呼びます］が検討されます．

自験例からの報告

- 大動脈解離症例での調査研究から，2011 年 9 月から 2013 年 7 月まで筆者の施設に入院した連続 17 例（男性 13 例，65±13 歳，BMI：24±4，DeBakey I-post operation：1 例，Ⅲa：4 例，Ⅲb：12 例）中 15 例（88％）に，夜間何らかの睡眠時呼吸障害を認めました．さらに 10 例（59％）の患者さんでは閉塞性睡眠時無呼吸（obstructive sleep apnea：OSA）が合併していて，有効な持続陽圧呼吸（continuous positive airway pressure：CPAP）治療が可能であった大動脈解離の患者さんにおいては大動脈瘤への進展が見られず，CPAP 治療のアドヒアランスが低かった大動脈解離の患者さんにおいては瘤進展・拡大に対する大動脈ステントグラフト内挿術などの外科的治療の介入が必要でした（**図 3**）．

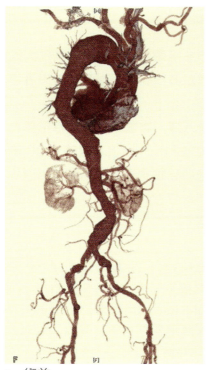 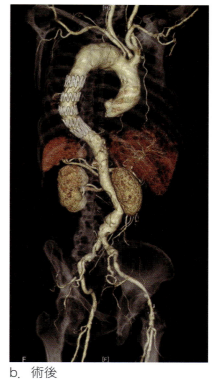

a．術前　　　　　　　　　　　b．術後

図3 ステントグラフト内挿術

- OSAの合併は大動脈瘤拡大のリスクであり，積極的な検索と治療介入の必要性を感じました．

TAKE HOME MESSAGE

①大動脈瘤は誰にでも起きうる疾患です．とくに腹部大動脈瘤では，高齢男性，喫煙歴があり高血圧治療中の患者さんは要チェックです．

②胸部大動脈瘤は胸部X線とCT，腹部大動脈瘤は触診とエコーでチェックし，胸部で40 mm以上，腹部で30 mm以上あったら，継時的に経過観察するか専門医に相談しましょう．

文　献

1) 日本循環器学会：循環器病の診断と治療に関するガイドライン，大動脈瘤・大動脈解離診療ガイドライン（2011年改訂版）<http://www.j-circ.or.jp/guideline/pdf/JCS2011_takamoto_h.pdf>（2015年3月25日，日本循環器学会HP閲覧，最新情報はhttp://www.j-circ.or.jp/guideline/ をご確認下さい）

2) 日本高血圧学会：高血圧治療ガイドライン2014，ライフサイエンス出版，東京，2014

16 慢性心不全はどこを診るのか？

結論から先に

- まず「この心臓と一生うまく付き合っていくしかない」と十分理解してもらいます．
- 多職種によるチーム医療を心がけます．
- 治療できる基礎心疾患は治療します．

　○ $β$遮断薬は可能な限り増量します．
　○ 利尿薬は可能であれば減量を試みます．

- 心不全を増悪させる合併症を予防し，対応します．

心不全診療には患者・家族の努力が重要：予後も変わる

- 「**心不全は自宅で悪くなる**」と言われています．入院中は，服薬や塩分摂取・飲水・運動の制限が，医師や看護師などによって管理されていますが，退院後自宅ではそれを守ることがむずかしくなるからです．
- しかし，急性増悪を繰り返していると，心不全の予後は徐々に悪くなります（**図1**）[1]．逆に，適切な薬物療法を続ければ生命予後が改善しますし，**収縮不全性心不全の場合は $β$ 遮断薬で心機能が改善**することすら期待されます．
- 筆者は，心不全治療開始当初に患者さんおよびそのご家族に，「**心不全はご自身の努力で将来が大きく変わる病気です**」，「**適切な治療を継続できなければ5年間生きられる可能性は6割程**

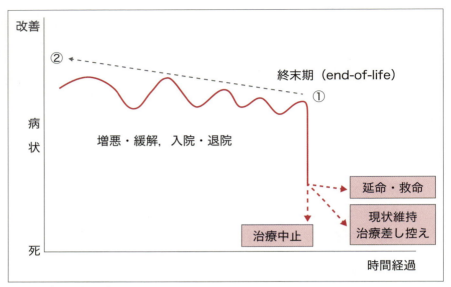

図1 心不全の経過

［文献1より転載］

度ですが，ご本人・ご家族が頑張れば将来の見込みはもっと良くなるはずです」とハッキリと説明し，理解してもらうように心がけています．

多職種によるチーム医療を導入する

- 慢性心不全診療は医師と患者・家族だけで行うのではありません．看護師，薬剤師，栄養士，リハビリテーション技師，ソーシャルワーカーなど，**多職種が関与する包括的管理（チーム医療）**を導入し，患者教育や退院後の継続的支援を強化することが，最近は勧められています[2]．

基礎心疾患の治療は，可能な限り行う

- 心不全は様々な心疾患を背景に生じる症候群です．薬物療法の進歩によって，心不全の予後改善が期待できるようになったとはいえ，基礎心疾患を正確に診断し適切に治療することが肝要です．

1 虚血性心疾患による心不全（いわゆる「虚血性心不全」）

- 冠動脈疾患による心筋虚血を薬物療法だけでコントロールするのは困難です．近年の経皮的冠動脈インターベンション（PCI）の進歩によって，虚血性心疾患は安全かつ効果的に治療できるようになり，長期成績も改善してきていますので，冠動脈疾患による心不全（いわゆる「虚血性心不全」）に対しては，**できる限り冠動脈血行再建を行う**べきです．心機能の改善も期待されます（**図2**）．
- ただし，すでに陳旧性心筋梗塞となって壊死してしまった心筋細胞は薬物療法でも PCI でも回復は見込めませんし，致死性不整脈の原因となることもあります．

2 不整脈と心不全

- **不整脈が心不全の原因や合併症となる**こともあります．
- 徐脈性不整脈による心不全は**ペースメーカー植込み**で安全に対応できます．
- 心不全の原因あるいは合併症となるような頻脈性不整脈に対して使用できる抗不整脈薬は，いわゆる**Ⅲ群抗不整脈薬**が中心になりますが，もっとも用いられているアミオダロンには間質性肺炎などの副作用の可能性があります．
- カテーテル焼灼術は，発作性上室頻拍や心房粗動はもちろん，心房細動［肺静脈隔離術（pulmonary vein isolation：PVI）］や心室性不整脈に対しても行われるようになってきました．

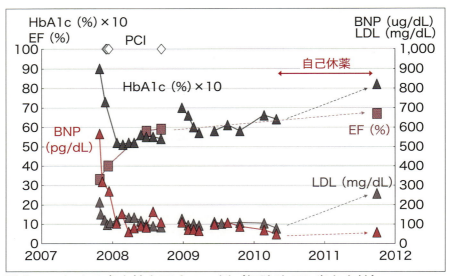

図2 いわゆる虚血性心不全の一例（初診時70歳台女性）

冠動脈三枝病変による収縮不全性心不全に対してPCIを施行，三枝すべてにステント留置しました．心機能［左室駆出率EF（%）］も心不全の指標であるBNP（pg/mL）も正常化し，自己休薬後も再増悪していません．糖尿病［HbA1c（%）］や脂質代謝［LDL（mg/dL）］のコントロールが自己休薬後に再増悪しているのと対照的です．

- 致死性不整脈に対する**植込み型除細動器（implantable cardioverter-defibrillator：ICD）**も心不全に伴う不整脈死（突然死）を予防するのに有効です．

3 弁膜症による心不全

- **弁膜症も薬物療法では根治できません**ので，外科的手術が必要になります．
- 過去には僧帽弁狭窄症（mitral valve stenosis：MS）が重要でしたが，原因であるリウマチ熱の罹患率低下の結果，わが国ではMSによる心不全はきわめてまれになりました．

- それに代わり，人口の高齢化に伴って増加してきているのが大動脈弁狭窄症（aortic valve stenosis：AS）による心不全です．ASによる心不全は，「生命予後が2年，その最期は重症心不全か不整脈による突然死」と言われています．高齢症例では冠動脈疾患合併の可能性もありますので，予後はさらに不良でしょう．このような予後と外科手術やその周術期の合併症のリスクとを比較して，早期に方針を決定すべきです．

  外科手術としては，従来からの大動脈弁置換術（aortic valve replacement：AVR）の他に，身体的侵襲がより少ない経カテーテル大動脈弁留置術（transcatheter aortic valve implantation：TAVI）が2013年から保険償還となりましたが，適応は限られていますし，認定施設でしか施行できません．

- 一方，僧帽弁閉鎖不全症（mitral valve regurgitation：MR）に関しては，従来は僧帽弁置換術（mitral valve replacement：MVR）をするしかなく，術後はワルファリンによる抗凝固療法が一生涯必須なので，外科手術はできるだけ待つのが通例でした．

  しかし，近年では僧帽弁逸脱症［mitral valve prolapse（MVP）あるいはMV prolapse］によるMRに対しては，僧帽弁形成術［mitral valve plasty（MVP）あるいはMV plasty］が広く行われるようになり，術後抗凝固療法は一定期間で終了できるようになりましたので,早期（心房細動や左房拡大をきたす前）に外科手術をすることが増えてきました．

標準的な薬物療法を確実に行う

1 収縮不全性心不全（heart failure with reduced ejection fraction：HFrEF）

- レニン・アンジオテンシン・アルドステロン（RAA）系阻害薬である**アンジオテンシン変換酵素（ACE）阻害薬**あるいは**アンジオテンシンⅡ受容体拮抗薬（ARB）**を投与し，可能であれば**ミネラルコルチコイド受容体拮抗薬を追加**投与します［アンジオテンシンを抑制していても慢性期にはアルドステロンの活性が再上昇（アルドステロン・ブレイクスルー）すると考えられているからです］[3-5]．

- RAA系阻害薬を投与する際には，低血圧・腎機能増悪・高カリウム血症に注意すればよく，心不全予後改善効果に用量依存性はあまりない[6, 7]ので，無理に増量する必要はないと思われます．

- **β遮断薬**は，従来は心不全に禁忌と考えられていましたが，少量で開始し漸増していくことで，心不全予後が改善するのみならず，**左室収縮機能の改善（リバースリモデリング）**も期待されます[8]．効果は用量依存性と考えられています[8]ので，各症例に適した最大量まで漸増していきます．投与時には，心不全増悪，低血圧・徐脈，気管支喘息・慢性閉塞性肺疾患（chronic obstructive pulmonary disease：COPD）の増悪に注意が必要です．

- β遮断薬を急に中止すると心不全が顕在化・増悪すること（withdrawal syndrome）もありますので，患者さん・ご家族に，本薬剤の重要性や漸増投与あるいは自己中断の危険性に関してよく説明しておくことが肝要です．それでも，処方量増量する際に「また増えるんですか？」と訴える患者さんもいます．筆者は，どのように増量するかを受診のたびに患者さん・ご家族

に具体的に数字で確認するようにしています．

2 拡張不全性心不全（heart failure with preserved ejection fraction：HFpEF）

HFrEF のように治療法が確定していません．高血圧があるようなら降圧療法を，体液貯留があるようなら利尿薬を使うことになります．

心不全増悪因子にも注意する

- 心不全は，様々な心外因子で増悪することがあります．
- **心-腎連関や慢性腎臓病（CKD）**という概念はすでに広く普及してきています．心不全の患者さんに腎障害が生じると，血圧・体液・電解質などのコントロールに支障が生じやすくなります．心不全治療の標準薬であるアンジオテンシンの作用を抑制する薬（ACE 阻害薬や ARB）には腎保護作用があると思われます．
- 一方，利尿薬は心不全に伴う体液貯留には有効ですが，心予後を改善するというエビデンスはなく，大量・長期処方は腎障害をきたす危険がありますので，投与は体液貯留をきたさない範囲で最小限の用量，最小限の期間にすることが望まれます．
- **貧血**が心不全を増悪させることもあります．抗血小板薬や抗凝固薬を投与している場合は，消化管出血などで鉄欠乏性貧血を生じていないか積極的に検索し，消化器内科と連携して精密検査・専門的治療をします．
- 腎機能障害を合併する症例では，腎性貧血を考慮し，血清エリスロポエチン値をチェックします．貧血があるにもかかわらず，血清エリスロポエチン値が正常範囲か低値であれば，エリスロポエチン投与を考慮します．
- 高齢者心不全症例の場合は，骨髄異形成症候群などで貧血を生じていることもありますので，血液内科との連携も必要になり

ます．
- その他にも，**感染症**（とくに呼吸器感染症）や**低蛋白血症，低酸素血症**が心不全を増悪させることもありますので，予防および対応が肝要です．

非薬物療法を考慮する

- 最適の薬物療法でも，心機能低下・心不全が高度で，心電図上QRS幅120ミリ秒以上の場合は，**心臓再同期療法（cardiac resynchonization therapy：CRT）** が有効な場合があります[2]．
- それでも救命延命の期待がもてない65歳未満の症例では，**心移植**という選択肢もありますが，年間30症例前後，待機日数900日近くというわが国の現状を考えると，かなり限定された治療法ということになります[9]．

TAKE HOME MESSAGE

- 慢性心不全は，様々な心臓病を原因とする症候群です．
- 適切な治療を行わないと予後不良となりえます．原因心疾患に対する適切な治療を行い，標準的な薬物療法（RAA系阻害薬とβ遮断薬）を継続することが必要です．
- 外来での服用コンプライアンスや生活環境の維持のためには，患者・家族の努力と多職種でのチーム医療が有効ですし，心不全増悪因子の予防と管理には他診療科との連携が有用です．

文　献
1）日本循環器学会：循環器病の診断と治療に関するガイドライン，循環器疾患における末期医療に関する提言 <http://www.j-circ.or.jp/guideline/pdf/JCS2010_nonogi_h.pdf>（2015年3月25日，日本循環器学会 HP 閲覧，最新情報は http://www.j-circ.or.jp/guideline/ をご確認下さい）
2）日本循環器学会：循環器病の診断と治療に関するガイドライン，慢性心不全治療ガイドライン（2010年改訂版）<http://www.j-circ.or.jp/guideline/pdf/JCS2010_matsuzaki_h.pdf>（2015年3月25日，日本循環器学会 HP 閲覧，最新情報は http://www.j-circ.or.jp/guideline/ をご確認下さい）
3）Pitt B, et al. N Engl J Med. 1999; **341**: 709-717
4）Pitt B, et al. N Engl J Med. 2003; **348**: 1309-1321
5）Zannad F, et al. N Engl J Med. 2011; **364**: 11-21
6）Packer M, et al. N Engl J Med. 1999; **100**: 2312-2318
7）Konstam MA, et al. Lancet. 2009; **374**: 1840-1880
8）Hori M, et al. Am Heart H. 2004; **147**: 324-330
9）日本心臓病移植研究会：国内の心臓移植の現状（2013年12月31日現在）<http://www.jsht.jp/registry/japan/>（2015/3）

17 洞不全症候群でもペースメーカーを植込まないことがある

結論から先に

- 洞不全症候群は房室ブロックと比較して予後は悪くないことが分かっています．

> ○ 失神，めまいなどの症状がない，心不全がないなど，洞機能低下による徐脈が患者さんに悪影響を及ぼしていなければ，慌てて恒久的ペースメーカーを植込む必要はありません．

- 症状と徐脈の因果関係を把握して，じっくりペースメーカー植込みの適応を考えましょう．

なぜペースメーカー植込みの適応は重要か？

- 洞不全症候群とは洞結節の働きが低下し，心拍数の減少から様々な症状をきたす症候群です．徐脈に対する治療として，残念ながら安定して効果のある薬物療法はなく，恒久的ペースメーカー植込みが基本となります．
- 心臓ペースメーカーは1960年代に開発されてから急速に発展し，改良・小型化され，より生理的なペーシングが行えるようになり，年々植込み件数が増加しています．そこで，過剰な植込みによる医療費の問題，デバイス感染などの合併症の問題が問われています．適切な症例に植込みを躊躇する必要はありませんが，もう一度ペースメーカー植込みの適応についてよく考える必要があります．

表 1　洞不全症候群に対する心臓ペースメーカー適応のガイドライン

Class I
1. 失神，痙攣，眼前暗黒感，めまい，息切れ，易疲労感等の症状あるいは心不全があり，それが洞結節機能低下に基づく徐脈，洞房ブロック，洞停止あるいは運動時の心拍応答不全によることが確認された場合，それが長期間の必要不可欠な薬剤投与による場合を含む

Class IIa
1. 上記の症状があり，徐脈や心室停止を認めるが，両者の関連が明確でない場合
2. 徐脈頻脈症候群で，頻脈に対して必要不可欠な薬剤により徐脈をきたす場合

Class IIb
1. 症状のない洞房ブロックや洞停止

［文献 1 より引用］

ペースメーカー植込みの適応をガイドラインに沿って考える

- ペースメーカー植込み適応についての日本循環器学会ガイドラインを**表 1**に示します[1]．基本的にペースメーカー植込みの対象となるのは失神，めまいなどの症状のある徐脈です．
- 簡単にまとめると，

> ① 絶対適応のクラス I：症状と徐脈の一致が 12 誘導心電図や Holter 心電図で確認されている症例
> ② 相対的適応のクラス IIa：症状と徐脈の関連が疑わしいが明確でない症例

- つまりペースメーカー植込みの適応を決める上で，失神などの症状が徐脈によるものか判定することが重要です．
- まったく症状のない洞性徐脈はペースメーカー植込みの適応になりません．およそ心拍数 40 回/分以下の徐脈や 3 秒以上の洞停止で症状は出現すると言われていますが，高齢者や夜間の

- 徐脈は症状が乏しいことがあります．高度徐脈でも無症状の場合，どの程度の徐脈まで許容できるか明確な定義はありませんが，基礎心疾患の有無や，徐脈による QT 延長，補充調律の安定性，BNP の数値などを考慮し，個々の症例で植込みの適応を検討する必要があります．
- 高カリウム血症や β 遮断薬，ジギタリス製剤のような徐脈になる病態・薬剤は可逆性のことが多く，ペースメーカーの適応になりません．
- しかし，頻脈や心不全を有し β 遮断薬がどうしても必要な症例，慢性腎不全で高カリウム血症になりやすく徐脈による心不全を繰り返す症例には，恒久的ペースメーカーを植込むことがあります．

症状と徐脈の因果関係を把握するにはどのような検査が必要か？

- 洞不全症候群の症状は様々で，失神，めまい，ふらつき，息切れ，全身倦怠感などがあり，症状が本当に徐脈によるものか判定に難渋することも多いです．病型も洞性徐脈から洞停止，洞房ブロック，徐脈頻脈症候群など多彩で，必ずしも徐脈の重症度と症状の程度が一致するわけではありません．

1 12 誘導心電図，Holter 心電図

- 徐脈を評価する上で，12 誘導心電図や Holter 心電図は外来でも簡単に，しかも低侵襲で行える検査です．しかし，症状の出現頻度が低い場合は，24 時間程度のモニタリングで徐脈を捉えるのは困難です．
- Holter 心電図などの各種検査で徐脈が捉えられない場合，しかも繰り返す失神など転倒・外傷のリスクが高い場合は，長期

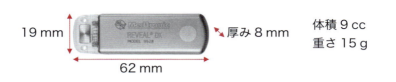

図1 植込み型ループ式心電計（Medtronic社製）

間心電図記録ができる植込み型心電計の適応となります（図1）．

2 電気生理学検査

- 電気生理学検査による洞結節機能の評価は，洞不全症候群の診断の一助になりますが，ペースメーカーの適応を決める唯一無二の検査ではありません．
- 欧州心臓病学会（ESC）のガイドラインでは，失神と洞不全症候群の関連が明確ではなくても，電気生理学検査で異常（修正洞結節回復時間＞800ミリ秒）があればペースメーカー植込みを考慮してもよいと書かれています[2]．
- 日本のガイドライン[1]では"電気生理学検査は必要に応じて行う"とあり，具体的な記載はありません．検査中に得られる結果が，日常実際に起こる現象を必ずしも反映しないことがあるからです．電気生理学検査は侵襲的な検査であり，それほど症状が重症でなければ無理に電気生理学検査はせずに，定期的な心電図モニタリングにて気長に結果が得られるまで待つのも1つの手です．

3 運動負荷心電図

- 高度な徐脈や洞停止がなくてもペースメーカーの適応となる場合があります．洞機能低下により運動に対する適切な心拍応答が得られず，運動耐容能が著しく低下する場合です．
- 最近散歩中に息切れがひどくなったとか，階段が上れなくなったとの訴えで来院します．通常，心停止や高度の徐脈がないた

め，安静時の 12 誘導心電図では診断がむずかしいことがあります．
- 運動負荷心電図検査を行い，心拍数が運動に応じて上昇しないことを確認します．運動負荷で年齢予想最大心拍数の 85％に満たないと洞不全症候群の可能性があります．

洞不全症候群にペースメーカーを挿入しない場合，具体的にどのような経過観察を行うか？

- 洞不全症候群の予後は，房室ブロックと比較して悪くありません．洞不全症候群に対するペースメーカー植込み治療は，予後改善よりも症状の改善が目的となります．ペースメーカーの適応に悩む症例は，慌てずに経過観察するのも 1 つの方法です．
- もちろん徐脈の程度，症状の程度にもよりますが，2～3ヵ月おきの定期外来で症状の確認，心不全徴候がないか，心電図の変化などを見ていきます．半年～1 年に一度，Holter 心電図にて最大心停止時間，総心拍数などを指標に洞不全症候群の評価を行います．
- 徐脈があれば高率に頻脈性不整脈，とくに心房細動を認めるため，Holter 心電図施行時には頭に入れておかなければいけません．逆に心房細動症例に，洞不全症候群の合併が多いことも知られており，徐脈をきたす薬剤の投与は慎重でなければいけません．
- サルコイドーシスをはじめとする心筋症は，心臓に形態異常を認める前に初発症状として徐脈などの刺激伝導系の異常をきたすことがあります．年 1 回などの定期的な心臓超音波で心筋症の所見が出ていないか再確認する必要があります．
- **図 2** に簡単にまとめました．

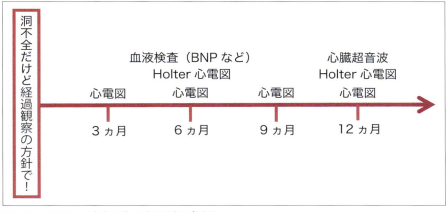

図2 洞不全症候群の経過観察例

洞不全症候群の治療はペースメーカー植込み以外にないか？

- 徐脈頻脈症候群のうち，心停止が頻脈発作停止時のみ認める場合は，カテーテルアブレーションが有効なことがあります．カテーテルアブレーションにより発作性心房細動が根治すれば，心停止も認めず，症例によってはペースメーカーが不要となる可能性があります[3]．しかし，心房細動や洞不全症候群は進行性の病気であり，完全に一生根治できるかは不明であり，引き続き経過観察は必要です．
- 重症の睡眠時無呼吸症候群と洞不全症候群の関連が最近分かってきました．睡眠時無呼吸症候群の治療が洞不全症候群の改善につながる可能性も期待されています．

TAKE HOME MESSAGE

・洞不全症候群に対する恒久的ペースメーカー植込みの適応は，症状の有無が鍵です．
・心電図で症状と徐脈の一致を捉えることが重要です．

文　献
1) 日本循環器学会：循環器病の診断と治療に関するガイドライン，不整脈の非薬物治療ガイドライン（2011年改訂版）<http://www.j-circ.or.jp/guideline/pdf/JCS2011_okumura_h.pdf>（2015年4月3日，日本循環器学会HP閲覧，最新情報は http://www.j-circ.or.jp/guideline/ をご確認下さい）
2) Panos E, et al. Europace. 2007; **9**: 959-998
3) Inada K, et al. Europace. 2014; **16**: 208-213

18 薬剤性QT延長が起きるのは誰か？

結論から先に

- 薬剤性QT延長を起こしやすい典型的患者像とは……

① 高齢
② 女性
③ 抗不整脈薬を服用中
④ 心肥大や心不全がある
⑤ チトクロームP450阻害薬を服用
⑥ 低カリウム血症

　のうち2項目以上に該当する場合です．
- この条件にあてはまる場合は抗不整脈薬の薬剤血中濃度とQT時間をチェックしながら慎重に投与するか，あるいは可能であれば薬剤の使用自体を避けましょう．

QT時間が延長するとどうなる？

- QT時間が延長するとtorsades de pointes（TdP；仏語で「トルサード・ド・ポアン」と読みます．邦訳は「倒錯頻拍」または「倒錯型心室頻拍」ですが，使用されているのを聞いたことがありません）と呼ばれる特徴的な多形性心室頻拍が生じやすくなります（図1）．
- この頻拍はほとんどの場合自然停止しますが，失神やめまいの原因となり，心室細動に移行して突然死の原因となることもま

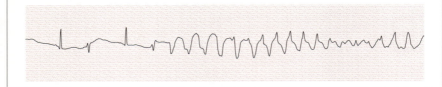

図1 QT 延長と torsades de pointes
Holter 心電図の CM5 誘導を呈示します．著明な QT 延長を伴う心室期外収縮の二段脈から心室頻拍が開始しています．この心室頻拍は QRS 波の形態が1拍ごとに少しずつ変化し，基線の周囲をねじれながら振動するような特徴的な波形を呈し，torsades de pointes と呼ばれます．

れではありません．

QT 延長のメカニズム

- 静止時の心室筋細胞膜の外側は正，内側は負に帯電しており，約-90 mV の電位差があります（この電位を「静止膜電位」と言います）．興奮が伝播すると細胞膜上の Na チャネルが開口し，大量の Na イオンが細胞外から細胞内に急激に流入します．Na イオンは陽イオンですから，膜電位は急速にプラス方向へシフトします．これを「脱分極」と言います．

- 細胞内外の電位差が消失すると Na チャネルは不活性化され，Na イオンの流入が止んで脱分極が終了します．続いて数種の K チャネルが開口し，細胞外へ K イオンが流出します．これによって膜電位はプラトー相を経て，緩やかに静止膜電位に戻り，興奮が終了します．この回復過程を「再分極」と呼び，一連の電位の変化を「活動電位」と総称します（**図2**）．

- QT 時間は個々の心室筋細胞の活動電位の総和を表します．活動電位の持続時間が延長すると QT 時間も延長します．例えば，再分極相を形成する K チャネルの機能が低下すれば，膜電位

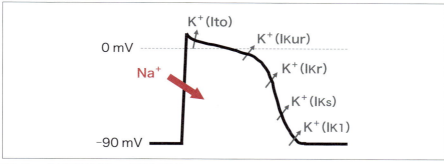

図2 心室筋細胞の活動電位

の回復が遅れ，活動電位持続時間が延長します．
- 薬剤性QT延長のほとんどはKチャネル，中でもIKrと呼ばれるチャネルの機能低下によって生じます．

どのような薬剤でQT時間が延長する？

- QT延長のリスクがもっとも高いのは何といっても「Ⅲ群抗不整脈薬」です．何しろ活動電位持続時間を延長し，不応期を延長することによって抗不整脈効果を発揮する薬剤なのですから，QT時間が延長して当たり前．ニフェカラント，ソタロールが代表的です．ただし，専門医以外がⅢ群抗不整脈薬を使用するケースはまれでしょう．
- Ⅰ群抗不整脈薬はNaチャネル遮断薬ですが，それらのうち活動電位持続時間が延長するものを「Ⅰa群」と呼びます．代表的な薬剤はキニジン，プロカインアミド，ジソピラミド，シベンゾリンなど．
- ベプリジルはCaチャネル遮断薬に分類されることが多い抗不整脈薬ですが，Kチャネル遮断作用が強く，QT時間が延長します．

表1　QT延長をきたす代表的な薬剤

抗不整脈薬	III群抗不整脈薬（ニフェカラント，ソタロール，アミオダロン） I群抗不整脈薬（キニジン，プロカインアミド，ジソピラミド，シベンゾリン，ピルメノール，プロパフェノン，アプリンジン） IV群抗不整脈薬（ベプリジル）
向精神薬	フェノチアジン系（クロルプロマジン） ブチロフェノン系（ハロペリドール） 三環系抗うつ薬（アミトリプチリン） その他（ピモジド，リスペリドン）
抗菌薬	マクロライド系（エリスロマイシン，クラリスロマイシン，アジスロマイシン） ニューキノロン系（レボフロキサシン，モキシフロキサシン） 抗真菌薬（フルコナゾール，イトラコナゾール） ペンタミジン，キニーネ，アマンタジン
抗ヒスタミン薬	エバスチン
抗腫瘍薬	三酸化ヒ素
その他	プロブコール，ドンペリドン，バルデナフィル

- QT延長作用を有する薬剤を**表1**にまとめます．ただし，抗不整脈薬以外の薬剤によるTdP出現率は＜0.01％〜0.1％と高くありません．危険因子（後述）を合併しなければ，通常は問題ありません[1-3]．

薬剤性QT延長の危険因子

- 薬剤性QT延長では原因薬剤の他に，何らかの危険因子（**表2**）を複数保有していることが普通です[1-3]．
- 薬剤性TdPの約70％は女性です．男性と比較し，女性はQT時間が長い傾向がありますが，これはテストステロンがIKrチャネルとIKurチャネルを増強するためと考えられています．
- 高齢者では代謝能力が低下していることに加え，多種の薬剤を

表2 薬剤性QT延長の危険因子

- 高齢
- 女性
- うっ血性心不全・心肥大
- 心房細動除細動後の数時間
- 徐脈性不整脈の合併
- 薬剤血中濃度の上昇
    - チトクロームP450阻害薬
    - チトクロームP450遺伝子多型
    - 過剰投与・急速投与
    - 肝・腎機能低下
- 低カリウム血症
- 低マグネシウム血症
- 潜在性QT延長症候群
  （ベースラインからの軽度QT延長）

服用していることが多く，薬剤相互作用が生じやすくなるため，薬剤の血中濃度が上昇しやすくなり，薬剤性QT延長が生じやすいと考えられます．

- 低カリウム血症ではIKrチャネルが減少することと，薬剤のチャネルへの結合が促進することで，QT延長が生じると考えられています．低マグネシウム血症によるQT延長にはL型Caチャネルが関与すると言われていますが，まだ不明の点が多いようです．ほとんどの場合，低カリウム血症に合併します．
- 心不全や心肥大は非常に重要な危険因子の1つです．肥大・不全心筋ではItoやIK1といったK電流が減少して活動電位持続時間が延長することのほか，利尿薬によって低カリウム血症が起こりやすいことも関与しますが，他にも様々な原因があるようです．
- ほとんどの薬剤では血中濃度に依存してQT延長のリスクが増大します．過剰投与，急速投与，腎・肝機能障害などにより血

中濃度が上昇しますが，とくに注意を要するのが**チトクローム P450（CYP）**を介する薬剤相互作用と CYP の遺伝子多型性です．
- 多くの薬剤が CYP で代謝されます．CYP で代謝される他の薬剤，あるいは CYP 阻害薬と併用した場合，代謝が遅延して血中濃度が上昇します．過去に死亡例まで出たテルフェナジンやシサプリド（いずれも販売中止）は，エリスロマイシンやアゾール系抗真菌薬と併用されていることがほとんどでした．エリスロマイシンやアゾール系抗真菌薬は，それ自体 QT 延長作用を有する上に CYP を阻害するため，テルフェナジンやシサプリドによる QT 延長が増幅されたと考えられます．
- 例えばジソピラミドは CYP3A4，ベプリジルは CYP2D6 で代謝されますが，これらの酵素にはいずれも遺伝子多型が存在します．酵素活性が欠如・低下している poor metabolizer では薬剤の血中濃度が上昇します．
- 先天性 QT 延長症候群であっても，通常の状態では QT 時間がほぼ正常な症例が多く見られます（潜在性 QT 延長症候群）．イオンチャネルの機能異常が軽微であること，薬剤感受性を調節している蛋白の遺伝子多型性などが原因として考えられています．これらの症例では，QT 延長作用のある薬剤を投与すると QT 延長が顕在化します．薬剤性 QT 延長例の 5 〜 10 ％ に先天性 QT 延長症候群の遺伝子異常が見られます[1-3]．

心電図の自動診断で「QT 延長」の記載が……どうする？

- 残念ながら自動診断による計測値は一応の目安にしかなりません．ただし，QTc＞500 ミリ秒ならばとりあえず原因となりうる薬剤をできるだけ中止し，危険因子があれば，その是正を行うのがいいでしょう．

- 失神やめまいなどの症状を伴うときは，一時的ペーシングなどの侵襲的治療が必要となることもありますので，速やかに専門医へコンサルトすることをお勧めします．

TAKE HOME MESSAGE

薬剤性 QT 延長のリスクがもっとも高いのは，
①抗不整脈薬（Ⅰa 群，Ⅲ群）を服用しているとき
② CYP で代謝される薬剤または CYP を阻害する薬剤を服用しているとき

文　献
1) Kannankeril P, et al. Pharmacol Rev. 2010; **62**: 760-781
2) Heist EK, Ruskin JN. Circulation. 2010; **122**: 1426-1435
3) Behr ER, Roden D. Eur Heart J. 2013; **34**: 89-95

19 減塩しても血圧が下がらない人がいる

結論から先に

- 高血圧には食塩摂取過剰で起こる高血圧（食塩感受性高血圧）と食塩摂取量とは無関係に起こる高血圧（食塩非感受性高血圧）があります．
- 現時点で食塩感受性の簡便な診断法はありませんが，減塩により血圧が低下すれば，食塩感受性高血圧と考えられます．

> ○ 食塩感受性にかかわらず減塩が高血圧治療の第一歩であり，食塩摂取量6g/日未満が目標です．
> （『高血圧治療ガイドライン2014』より）
> ＊塩分過剰摂取は，血圧とは独立して心血管疾患や死亡率を増加させるため

血圧はどのように規定されるのか？

- 瞬時の血圧は，心拍出量と末梢血管抵抗により規定されますが，定常状態の血圧は，食塩感受性が関与しない部分（腎臓の輸入細動脈までの血管抵抗で決まる血圧）と「食塩感受性係数×食塩摂取量」の和で決まります．
- 食塩感受性係数は人によって異なりますが（遺伝的なバックグラウンド，年齢，交感神経，肥満など），腎臓が関わるファクターとして，糸球体濾過率と尿細管Na再吸収の2つがあります．

高血圧の腎性機序

- 高血圧の発症には，次の3種類の腎性機序のうちのいずれかが必須です．
  ①心臓から腎臓の輸入細動脈に至るまでのどこかで血管抵抗が上昇
  ②糸球体濾過率低下
  ③腎尿細管Na再吸収亢進
- ①は食塩非感受性高血圧，②③は食塩感受性高血圧の原因となります．

食塩感受性高血圧とは？

- 食塩感受性高血圧の本態は，腎臓からのNa排泄障害，つまり体液貯留です．
- 近年，食塩感受性高血圧の新しい機序として，① Rac1-MR系，② WNK4-NCC系の2つが明らかとなりました．

1 Rac1-MR系

食塩負荷により血漿アルドステロン濃度が低下しているにもかかわらず，尿細管（接合尿細管，集合管）のRac1を介してミネラルコルチコイド受容体（MR）が活性化され，Na再吸収が促進し高血圧が惹起される，という機序です[1]．

2 WNK4-NCC系

食塩負荷による腎交感神経活性亢進が，腎におけるWNK4（塩分排泄遺伝子）の発現を抑制し，遠位尿細管起始部にあるNa^+/Cl^-共輸送体（NCC）の活性化を経てNa再吸収が亢進し，高血圧が起こる，という機序です[2]．

- 食塩感受性高血圧は食塩非感受性高血圧と比較して心血管イベントの発症が多いと報告されています[3]．
- 利尿薬は，尿細管における Na 再吸収を抑制するだけでなく，食塩感受性を軽減させることにより降圧効果を発揮します．また，レニン・アンジオテンシン（RA）系阻害薬と利尿薬の併用は，心血管イベントの抑制効果があると報告されています．

食塩非感受性高血圧とは？

- 食塩非感受性高血圧とは減塩しても血圧が下がらないことで，心臓から腎臓の輸入細動脈に至るまでのどこかで血管抵抗の上昇が認められます．
- 食塩非感受性高血圧をきたす主な疾患は，食塩非感受性の本態性高血圧，腎血管性高血圧，褐色細胞腫，腎硬化症などです．

食塩感受性をどのように診断するか？

- 現時点で，簡便で明確な診断基準はありません．しかし，尿中 Na 排泄量を評価し，食事療法後の Na 摂取量と血圧の変動を見ることは，食塩感受性診断の1つの指標となります．
- 『高血圧治療ガイドライン 2014』（日本高血圧学会）には，随時尿（Na，クレアチニン）を用いた食塩摂取量の計算が，一般医療施設で推奨される簡便な方法として掲載されています（表1）．食塩摂取量の計算ソフトは，2015年4月現在，Apple 社および Google Play の Android アプリとしてダウンロード可能です．
    ＊アプリ名：推定食塩摂取量計算アプリ（MSD 株式会社）

表1 食塩摂取量評価のガイドライン

実施者	評価法	位置づけ
高血圧専門施設	24時間蓄尿によるNa排泄量測定 管理栄養士による秤量あるいは24時間思い出し食事調査	信頼性は高く望ましい方法であるが，煩雑である．患者の協力や施設の能力があれば推奨される
一般医療施設	起床後第2尿，随時尿でのNa，Cr測定，食事摂取頻度調査，食事歴法（24時間尿Cr排泄量推定値を含む計算式による推定[*1]）	信頼性はやや劣るが，簡便であり，実際的な評価法として推奨される
患者本人	夜間尿での計算式を内蔵した電子式食塩センサーによる推定[*2]	信頼性はやや低いが簡便で患者本人が測定できることから推奨される

[*1] 以下の計算式を用いる
　起床後第2尿：24時間尿Na排泄量(mEq/日)＝16.3×〔第2尿Na(mEq/L)÷第2尿Cr(mg/dL)÷10×24時間尿Cr排泄量予測値〕$^{0.5}$
　　24時間尿Cr排泄量予測値(mg/日)
　　男性：体重(kg)×15.12＋身長(cm)×7.39－年齢×12.63－79.90
　　女性：体重(kg)×8.58＋身長(cm)×5.09－年齢×4.72－74.95
　随時尿：　24時間尿Na排泄量(mEq/日)＝21.98×〔随時尿Na(mEq/L)÷随時尿Cr(mg/dL)÷10×24時間尿Cr排泄量予測値〕$^{0.392}$
　　24時間尿Cr排泄量予測値(mg/日)＝体重(kg)×14.89＋身長(cm)×16.14－年齢×2.043－2244.45

[*2] 試験紙や簡単な塩分計による方法は，簡便であるが定量性や信頼性は低く，利用は減塩に対する意識の強化程度にとどまるため，この表には含めない

［日本高血圧学会：高血圧治療ガイドライン2014，ライフサイエンス出版，東京，2014を転載］

食塩非感受性高血圧の人は減塩しなくてもいいの？

- 食塩非感受性高血圧でも，減塩は必要です．なぜなら，食塩過剰摂取は血圧とは独立して心血管疾患や死亡率を増加させ，減塩が心血管疾患の予防に有効であるからです[4]．また，持続的な食塩過剰摂取が，食塩感受性高血圧の原因となることも明らかになっています．

- 日本人（成人）の食塩摂取量（平成 24 年 国民健康・栄養調査）は平均 10.4 g/ 日（男性 11.3 g/ 日，女性 9.6 g/ 日）で，食塩摂取目標は 6 g/ 日未満です（『高血圧治療ガイドライン 2014』より）．
- 夏期の減塩は，脳梗塞，心筋梗塞，腎機能悪化の誘引となる可能性もあり，注意が必要です．

TAKE HOME MESSAGE

減塩で血圧が下がるかどうかは，実際に減塩してみて初めて分かるものです．そこで重要なのは次の 2 点です．
①尿検査による実際の食塩摂取量の把握が非常に重要
②食塩感受性にかかわらず，減塩 6 g/ 日未満を目指す

Column　生体電気インピーダンス法：新たな体液量評価法

- 腎臓での Na 再吸収増加による体液貯留は，食塩感受性高血圧の主たる原因ですが，体液量の評価法はいまだに確立していません．そこで最近注目されているのが，生体電気インピーダンス（BIA）法です（**図 1**）．BIA 法は，簡便かつ非侵襲的に体成分（体水分量，細胞外水分量，細胞内水分量，脂肪量など）を測定でき，ヒトから動物まで利用が広がっています[5, 6]．
- しかし BIA 法は，細胞外水分量を測定できますが，循環血液量だけを測定することができない，という欠点があります．その欠点を補うべく筆者らは，血液透析中の患者さんを対象に，透析前後の循環血液量の変化率と関連する BIA 法の指標を検討しました．その結果，体水分量，細胞外水分量，細胞内水分量の中で，透析前後の細胞外水分量の変化率が，循環血液量の変化率ともっとも強い相関があることが分かりました（相関係数 $0.748, p < 0.001$）．

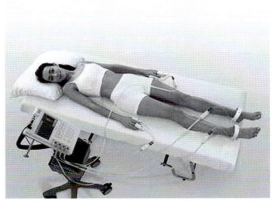

図1 BIA法による機器 InBody S10®
［インボディ・ジャパン社より］

このことから，BIA法で測定した透析前後の細胞外水分量の変動は，循環血液量の変動を反映するものであることが示唆されました（増田貴博ほか．第60回日本透析医学会学術集会・総会，2015）．

・現在まで，食塩感受性を調べる簡便な方法がありませんが，食事療法（減塩）前後での血圧とBIA法による体液量の変化を調べることが，食塩感受性診断の一助となることが期待されます．

文　献
1）Shibata S, et al. Nat Med. 2008; **14**: 1370-1376
2）Mu S, et al. Nat Med. 2011; **17**: 573-580
3）Morimoto A, et al. Lancet. 1997; **350**: 1734-1737
4）Takachi R, et al. Am J Clin Nutr. 2010; **91**: 456-464
5）Raimann JG, et al. Kidney Int. 2014; **85**: 898-908
6）Masuda T, et al. Am J Physiol Endocrinol Metab. 2014; **306**: E388-398

20 ワルファリンはもう使わないのか？

結論から先に

- ワルファリンは多彩な用途がありますが，心房細動の血栓塞栓症の予防に使われることが一番多いです．
- 新しい抗凝固薬がいくつか現れた今日では，ワルファリンの使いにくさを考慮すると，

> 心房細動での脳梗塞と全身性塞栓予防を新たに開始するとき，ワルファリンは第一選択にはしない

  というのが，止めようのない風潮です．
- 個人的にも，抗凝固療法の適応がある心房細動には，ほぼ全例で新規抗凝固薬（novel oral anticoagulant：NOAC）から始めます．

誰にワルファリンは投与されているのか？

- 以下の3つの場合が考えられます．
  ① これまでの経緯や患者さんの事情で
  ② ワルファリンでないとダメだから
  ③ NOACに保険適用がないから
- 患者さんごとに事情は異なります．心房細動なら，
  ① これまでワルファリンでうまく行っているから
  ② NOACの薬価が高いので患者さんが拒んだ
  というパターンが多いです．

- 「どうしてもワルファリン」ということもあります．まず，人工弁が植込まれている患者さんです．ここでは機械弁を念頭に置いています．なぜ，NOACでダメかというと，最近の臨床試験（Column参照）でNOACの1つであるダビガトランよりワルファリンの方が，弁置換術後の出血イベントや脳梗塞が少なかったからです．
- NOACの保険適用はまだ心房細動のみです．深部静脈血栓症，肺塞栓症，陳旧性心筋梗塞の左室内血栓などで抗凝固療法を行うときに，NOACは建前上選択できません．実際はこれらの病態にもNOACは有効だと思います．適応拡大も予定されています．

ワルファリンを使い続けていいか？

- いま，ワルファリンを使っていて支障がないのなら，そのまま使い続けることは「良いか悪いかは分からないが，現実的」な選択です．
- NOACの臨床試験のサブ解析で，「**NOACはワルファリンよりも頭蓋内出血が少ない**」ことが示されています．となると，そのままワルファリンを使い続けることは患者さんを「**高いリスクに曝したまま**」にしておくことになり，不適切な印象を与えます．
- しかし，NOACがワルファリンとまったく同じ費用負担で，かつ頭蓋内出血の年発症率に3％や5％の差があるならこのロジックもありえますが，「何年かワルファリンで無事にコントロールできた患者さんをNOACに切り替えた」ときと，「そのままワルファリンを継続した」ときのイベントの発生率の差が「コストの差」や「切り替える負担」とバランスが取れてい

るか確信がありません．
- まったく同じ中身でも，剤形が変わると「具合が悪い」と訴える患者さんがいます．無事な状況が続いているときに，車線変更するのはしばしば「損をする」のは診療の場でよくあることです．

ワルファリンを「使い始める」ことは凝固を促進する

- PT-INRできちんとコントロールして，ワルファリンを「使い続ける」と血栓塞栓症は減少します．病態によって，減少率は色々だとしても損はないはずです．
- しかし，ワルファリンを「使い始める」ことは，血栓塞栓症を増やすという逆説的な考え方があります．
- ワルファリンは2つの作用を持っています．
 ①凝固因子（II，VII，IX，X）の抑制→凝固を抑制
 ②凝固阻止因子（プロテインS，Cなど）の抑制→凝固を促進
- ワルファリンの投与し始めの数日は，凝固因子は残っているのに，凝固阻止因子が先に効果を失います．これは半減期の差で説明されています．
- これがただの考えすぎなのか，本当にそうなのか，断定的な情報はありませんでした．しかし，2013年末に70,000人あまりを母集団とした検討が報告され[1]，投与後の1週間以内にリスクが2倍になる時期があることが示されました（図1）．

それぞれの抗凝固薬のメリットとデメリットは どう決まるか？

- 極論すれば，ワルファリンとNOACの優劣は，どの国に住んでいるかで決まります．「価格的に使えない」のなら，どんな

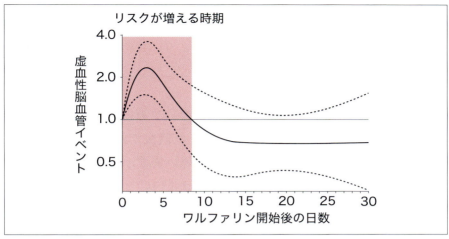

図1 ワルファリン投与と虚血性脳血管イベントの関係

［文献1より引用］

に優れた薬剤も「存在しない」のと同じです．
- 患者さんの病気や併用薬など，他にも挙げれば切りがないですが，大雑把に①効果，②副作用，③使いやすさ，④値段の4点で評価してみます．
- 日本では，

	効　果	副作用	使いやすさ	値　段	総合点
ワルファリン	3	1	0	1	5
NOAC	3	2	2	-1	6

＊メリットの「少ない〜多い」を「-3〜3」でポイントつけました．

- 一方，経済的，医療保険制度的に値段の差が大きく影響し，かつもともと脳出血が少ない国では，

	効　果	副作用	使いやすさ	値　段	総合点
ワルファリン	3	1	0	3	7
NOAC	3	1	2	-3	3

- あくまで，印象で比較した表ですが，薬価の影響はばかにでき

ません．ある国の医師は「NOACは良い薬剤だが，ほとんど使えない」と言っていました．

具体的にどうするか？

- 「ワルファリンで不便を感じていない」方はそのままでいいです．一方，これから抗凝固療法の機会が増えてくるなら，NOACを優先することになると思います．患者さんに説明するのがラクなので，「どうしてもNOACを選んでしまう」はずです．
- NOACの適応がない病態ではワルファリンを使用して下さい．つまり，ワルファリンかNOACかとなると，あまり「個人的裁量」の入る余地は少ないような気がします．

TAKE HOME MESSAGE

ワルファリンを使う場合は2通り
①新規の患者さんへの抗凝固療法時に使う場合は，NOACの適応がない病態のとき
②すでにワルファリンが処方されていて，差し当たり支障がないとき

Column NOACは人工弁では使えない/RE-ALIGN試験

- 人工弁とは機械弁と生体弁の両方を意味します．機械弁は耐久性は良いのですが，血栓ができやすいので抗凝固療法を必要とします．どちらの弁を選ぶかは，性別や年齢など再手術と抗凝固療法に関する要素に影響されます．
- ワルファリンは機械弁による血栓塞栓症を予防しますが，きちん

- とコントロールするのはやっかいです．もしNOACが機械弁を植込まれている患者さんで効果があれば，医師も患者さんも負担が減るはずです．
- このRE-ALIGN試験は，大動脈弁や僧帽弁の機械弁置換術後の患者さんを対象に，ダビガトラン群とワルファリン群で経過を追跡しました[2]．
- しかし，試験終了前にダビガトラン群で血栓塞栓や出血リスクが高いことが明らかになり，中止になりました．
- 虚血性脳血管イベント，全身性塞栓症，心筋梗塞，死亡の総計でダビガトラン群 vs．ワルファリン群＝9％ vs．5％（有意差はなし）．出血イベントは27％ vs．12％（$p=0.01$）と差がありました．
- 臨床用量より多めのダビガトランが投与されたことや，イベントに手術の様式や時期が関与している可能性もありますが，機械弁が植込まれている患者さんで，ダビガトランはむしろ分の悪い結果を見せました．
- この報告により，米国食品医薬品局（FDA）は，機械弁置換の患者さんにダビガトランを避けることを勧めています．
- 人工弁に置換することは生体組織を損傷するので，凝固系の外因系の引き金になる組織因子が血球と接触しやすくなります．一方，人工弁という異物は内因系の上流にあたる「接触因子」の活性化に働きます．
- 機械弁置換術後に，幅広い地点で凝固のシステムに作用するワルファリンの方が，基本的にワンポイントで作用するNOACより効果があったことは，血栓形成とその予防の多様性を教えています．
- 正直なところ，なんど聞いても凝固系はピンとこないので，もうそっち方面を勉強するのは諦めることにしました．

文　献

1) Azoulay L, et al. Eur Heart J. 2013; **18**: 1881
2) Eikelboom JW, et al. N Engl J Med. 2013; **369**: 1206-1214

21 心房細動のカテーテルアブレーションで得する人と得しない人

結論から先に

- 現在，心房細動に対するカテーテルアブレーションが普及しています．
- しかし合併症や再発の問題もあり，必ずしもすべての心房細動患者さんがアブレーションの適応となるわけではありません．
- カテーテルアブレーションを積極的に考慮したい「得する人」と効果が期待できない「得しない人」を判断する必要があります．
- 「得する人」の Key Word として，①高度の左房拡大がない，②重症肺疾患がない，③薬物抵抗性，④有症候性，⑤発作性，⑥年間 50 例以上の施設が挙げられます．

心房細動のカテーテルアブレーションの進歩

- Haïssaguerre らが 1998 年に初めて報告した心房細動に対するカテーテルアブレーションの進歩は目覚ましいものがあります．
- 現在では，肺静脈および前庭部と呼ばれる肺静脈入口部周囲を一括して隔離する同側広範囲肺静脈電気的隔離術が主流となっています．
- 発作性心房細動に対する薬物治療とカテーテルアブレーション治療を比較した多施設無作為化前向き試験では，カテーテルアブレーション治療の優位性が報告されています[1] (**図 1**；1 年後の洞調律維持効果：抗不整脈薬治療群 23％ vs. アブレーショ

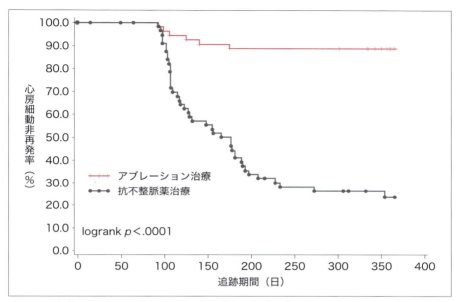

図1 術後90日以降の心房細動非発生率（発作性心房細動）

［文献1より引用］

ン治療群89％）．
- また観察研究において，アブレーション後の塞栓症リスクはアブレーションしない人に比べて低いことも報告されています[2]［アブレーション群における塞栓症発症率比（補正後）：0.53（0.43-0.65）］．

心房細動のカテーテルアブレーションで得する人

- カテーテルアブレーションで得する人は，アブレーションの有効性が高く，安全性が高い人と考えられます．
- 表1に日本循環器学会ガイドラインにおける心房細動アブレーションの適応を示します．先に述べた「得する人」のKey WordはまさにこのガイドラインのクラスIに相当します．

表1　心房細動アブレーションの適応

クラスI
1. 高度の左房拡大や高度の左室機能低下を認めず，かつ重症肺疾患のない薬物治療抵抗性の有症候性の発作性心房細動で，年間50例以上の心房細動アブレーションを実施している施設で行われる場合

クラスIIa
1. 薬物治療抵抗性の有症候性の発作性および持続性心房細動
2. パイロットや公共交通機関の運転手など職業上制限となる場合
3. 薬物治療が有効であるが心房細動アブレーション治療を希望する場合

クラスIIb
1. 高度の左房拡大や高度の左室機能低下を認める薬物治療抵抗性の有症候性の発作性および持続性心房細動
2. 無症状あるいはQOLの著しい低下を伴わない発作性および持続性心房細動

クラスIII
1. 左房内血栓が疑われる場合
2. 抗凝固療法が禁忌の場合

［日本循環器学会：循環器病の診断と治療に関するガイドライン，カテーテルアブレーションの適応と手技に関するガイドライン，2012より転載］

○ 心房筋傷害の進行を反映する左房拡大は，アブレーション後の心房細動の再発に関する予測因子として多数報告されています．

○ 『心房細動治療ガイドライン（2013年改訂版）』では左房径45 mm以下を推奨しており，左房径45 mm以下が「得する人」の条件と言えます．

心房細動のカテーテルアブレーションで得しない人

- カテーテルアブレーションで得しない人は，アブレーションの有効性が低く，安全性が低い人と考えられます．**表1**で示す心房細動アブレーションの適応のクラスⅡbおよびⅢが「得しない人」と言えます．
- クラスⅡbの1で示すように，高度の左房拡大は心房筋傷害の進行を示しており，カテーテルアブレーション後の再発の可能性が高いと言えます．
- またクラスⅡbの2で示すように，自覚症状がなく，QOLの低下がない患者さんにおいては，せっかくカテーテルアブレーションを行っても得にならないでしょう．
- クラスⅢのように塞栓症のリスクを冒す必要性がないのは言うまでもありません．
- しかしクラスⅡbの条件でも「得する人」がいます．基礎心疾患がなくても，心房細動持続により心機能低下を示す「頻脈誘発性心筋症」という病態があります．この病態は可逆性であり，アブレーションにより洞調律を維持することにより心機能が回復します．頻脈誘発性心筋症を合併する人はまさに「得する人」と言えます．

クラスⅡaは「得する人」か？

- それでは**表1**のクラスⅡaは「得する人」でしょうか？ クラスⅡaの適応の中で，とくに持続性心房細動に対するカテーテルアブレーションの適応は議論があります．
- **表2**に心房細動の分類をまとめました．
- 持続性心房細動は発作性心房細動よりも根治が困難で，種々の追加的手法［complexed fractionated atrial electrogram（CFAE）

表2　心房細動の分類

発作性心房細動	発症後7日以内に洞調律に復したもの
持続性心房細動	発症後7日を超えて心房細動が持続しているもの
長期持続性心房細動	持続性心房細動のうち発症後1年以上，心房細動が持続しているもの
永続性心房細動	電気的あるいは薬理学的に除細動不能のもの

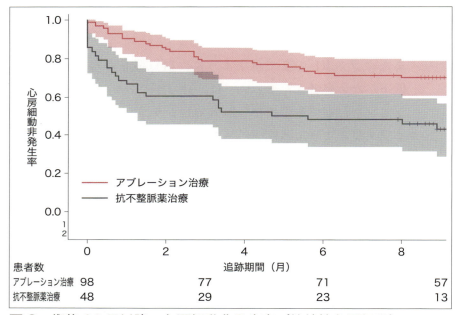

図2　術後90日以降の心房細動非発生率（持続性心房細動）

［文献3より引用］

や自律神経節叢を標的にする方法，左房内の線状焼灼術，マーシャル静脈の化学的アブレーションなど］が報告されています．

- 持続期間が1年以内の持続性心房細動に対するカテーテルアブレーションは1年後の洞調律維持効果は70.4％と，薬物治療（43.7％）と比較して有意な効果を認めています[3]（**図2**）．

- 今後,追加的手法の確立により,薬物抵抗性で症状のある持続性心房細動の患者さんも「得する人」になると考えます.

高齢者は「得する人」でしょうか？

- **表1**のガイドラインに年齢の記載はありませんが,高齢者は「得する人」でしょうか？
- 年齢が上がるとともに合併症が増えることは知られており,65歳以上では若年者に比べ,約2倍近く合併症リスクが増大しているという報告があります[4].
- そのため,高齢者は合併症のリスクとカテーテルアブレーションによって得られる効果を慎重に考慮する必要があります.
- 一般的に,80歳以上は合併症のリスクを考慮し,適応とされないことが多いようです.

カテーテルアブレーション後の抗凝固療法

- 心房細動に対するカテーテルアブレーション後の抗凝固療法に関しては,アブレーション後の長期予後がいまだ不明であることから,いつそれを中止すべきか明確ではありません.
- また,無症候性の心房細動がかなりの頻度で存在することから,$CHADS_2$スコア2点以上の例では抗凝固薬を中止しない方がいいと考えられています.
- しかし,脳梗塞の危険因子を有しない例や,脳梗塞の既往と年齢(65歳超)以外の危険因子を有する例で,カテーテルアブレーション成功が明らかな場合は3～6ヵ月後に抗凝固薬を中止することが可能とする考え方もあります[5].

TAKE HOME MESSAGE

- 心房細動は発作性から持続性，そして永続性へと進行する疾患です．
- 発作性心房細動に対するカテーテルアブレーションの効果は高く，長期に持続すればするほど効果は低くなります．
- 現時点の効果とリスクを考慮するだけではなく，将来の効果とリスクを考慮して，治療方針を決める必要があります．

文　献

1）Jaïs P, et al. Circulation. 2008; **118**: 2498-2505
2）Karasoy D, et al. Eur Heart J. 2014; **36**: 307-314
3）Mont L, et al. Eur Heart J. 2014; **35**: 501-507
4）Shah RU, et al. J Am Coll Cardiol. 2012; **59**: 143-149
5）Oral H, et al. Circulation. 2006; **114**: 759-765

22 間違った利尿薬の使い方とは？

結論から先に

- 外来で慢性心不全薬物療法を行う場合には，レニン・アンジオテンシン・アルドステロン（RAA）系阻害薬やβ遮断薬を用いた上で，うっ血症状のコントロールを目的としてループ利尿薬を使用します．
- 副作用や体液量のコントロール状態に常に注意し，用量が過剰にならないように調節します．
- RAA系や交感神経系の活性化を軽減する観点から，長時間作用型のループ利尿薬を選択することが望まれます．
- 多量のループ利尿薬を漫然と使用し続けることは，副作用と予後を悪化させることにつながるため避けなければなりません．

利尿薬の作用機序（図1）

- 利尿薬は，以前より用いられているナトリウム排泄型と，最近用いられるようになった水利尿薬と言われるバソプレシン受容体拮抗薬に大別されます．

1 ナトリウム排泄型利尿薬とは

- ナトリウムの再吸収を抑制することで利尿効果を発揮する薬剤であり，作用機序の違いから，ループ利尿薬，サイアザイド系利尿薬，カリウム保持性利尿薬に分類されます．
- ループ利尿薬は，ヘンレ係蹄上行脚のNa^+-K^+-$2Cl^-$共輸送体を阻害します．

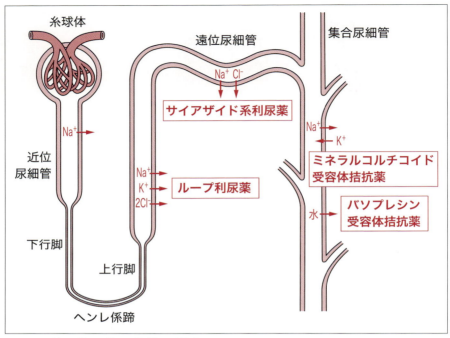

図1 利尿薬の作用部位と機序

- サイアザイド系利尿薬は，遠位尿細管の Na^+-Cl^- 共輸送体を阻害します．
- カリウム保持性利尿薬は，皮質部集合尿細管管腔側にある Na チャネルを阻害します．このうちスピロノラクトンとエプレレノンはミネラルコルチコイド受容体拮抗薬と呼ばれ，集合尿細管のアルドステロン受容体と競合的に拮抗することを介して Na チャネルを阻害し，トリアムテレンは直接集合尿細管の Na チャネルを阻害します．
- 尿細管別の Na 再吸収率は，近位尿細管で約70％，ヘンレ係蹄で約20％，遠位尿細管で約7％，集合尿細管で約2％であり，最終的に濾過された1％の Na が排出されます．ループ利尿薬は，サイアザイド系利尿薬やカリウム保持性利尿薬と比較し，

Na 再吸収率の高いヘンレ係蹄に作用することで強力な利尿作用をもたらします．

2 バソプレシン受容体拮抗薬とは

- 集合尿細管のバソプレシン V2 受容体に対する拮抗作用により管腔側にある水チャネルであるアクアポリン 2 の発現を抑制し，水の再吸収を抑制することで利尿作用を示します．

外来でどのような患者さんに利尿薬を投与するのか？

- 利尿薬は降圧薬としても使用されています．日本高血圧学会の『高血圧治療ガイドライン 2014』[1] では，利尿薬は降圧治療の第一選択薬に位置づけられています．降圧薬としては，主に少量のサイアザイド系利尿薬が用いられています．
- また，利尿薬は外来での慢性心不全治療に重要な役割を果たす薬剤です．もっとも頻用されている利尿薬はループ利尿薬です．
- ループ利尿薬は，降圧効果は弱いものの利尿効果が強いことが特徴です．したがって，ループ利尿薬は降圧薬としての使用は限定的であり，外来では主として慢性心不全治療薬として用いられます．
- 日本循環器学会の『慢性心不全治療ガイドライン（2010 年改訂版）』[2] では，うっ血症状があるときの利尿薬の使用が ClassⅠとされています．持続的に体液量が増加している状況下では，消化管うっ血をきたして経口心不全治療薬の吸収が阻害され，治療効果が減弱します．さらに，腎うっ血により腎機能のさらなる増悪をきたします．したがって，うっ血症状があるときは十分量のループ利尿薬を用いて体液量をコントロールする必要があります．

多量のループ利尿薬を漫然と使用し続けることの危険性

- しかし近年，ループ利尿薬の使用が慢性心不全の予後悪化因子であるとする報告があります[3]．さらに，ループ利尿薬の使用量が多いほど予後が悪いことも示されています[4]．多量のループ利尿薬を漫然と使用し続けることは危険を伴います．
- ループ利尿薬を使用する場合には，利尿薬の副作用と利尿薬抵抗性に常に注意する必要があります．
- ループ利尿薬の副作用として血管内脱水や電解質異常があり，これにより RAA 系や交感神経系の活性化や腎機能の悪化などが引き起こされます．このことが，ループ利尿薬使用による予後悪化の機序であるとされています．
- ループ利尿薬使用による電解質異常として低ナトリウム血症，低カリウム血症，低クロール血症などがあります．とくに低カリウム血症をきたすと，ジギタリス中毒を誘発しやすいばかりでなく，重症心室性不整脈を誘発することもあり，重大な問題となります．
- 利尿薬の使用により過剰な体液量の減少をきたすと脱水となります．すると心拍出量は減少して組織低灌流状態となり，低血圧，腎機能増悪などを認めます．とくに高齢者では夏期など容易に脱水に陥る傾向があるため，細心の注意が必要です．
- 利尿薬抵抗性とは，同じ利尿効果を得るのに多量の利尿薬を必要とする状態のことです．利尿薬抵抗性をきたす機序は症例により異なりますが，背景となる病態を十分評価せずにループ利尿薬の投与量を増やしても，利尿は得られず無駄で害のある投薬となります．
- ループ利尿薬は腸管で吸収され，血中でアルブミンと結合して腎臓へ運ばれます．近位尿細管の有機アニオントランスポー

表1 ループ利尿薬抵抗性のメカニズム

a. ループ利尿薬の作用機序に関連する障害

抵抗性の原因	抵抗性の機序
腸管浮腫, 腸低灌流	腸管からのループ利尿薬吸収障害
低アルブミン血症	血中でのループ利尿薬運搬障害
腎血流低下	近位尿細管周囲毛細血管に到達するループ利尿薬量の減少
薬剤(NSAIDs など), アシドーシス	有機アニオントランスポーターの機能障害
糸球体濾過量低下	原尿減少によるヘンレ係蹄に到達するループ利尿薬量の減少
尿中アルブミン増加	アルブミンと再結合による Na^+-K^+-$2Cl^-$ 共輸送体阻害障害

b. ループ利尿薬使用による変化

抵抗性の原因	抵抗性の機序
RAA 系の活性化	・アンジオテンシンⅡによる近位尿細管での Na 再吸収の亢進 ・アルドステロンによる集合尿細管での Na 再吸収の亢進 ・抗利尿ホルモンによる集合尿細管での水吸収亢進
遠位尿細管の細胞肥大	遠位尿細管での Na 再吸収亢進

NSAIDs:非ステロイド性抗炎症薬

ターを介して尿細管腔にアルブミン非結合状態で分泌され,ヘンレ係蹄で作用します.この経路のどこが障害されても利尿薬抵抗性となります.また,ループ利尿薬の使用自体が利尿薬抵抗性に結びつきます(**表1**).

具体的にどうするのか? 外来で慢性心不全に利尿薬を使用するコツ

● 慢性心不全薬物療法を行う場合,RAA 系や交感神経系の活性

化を抑えることが重要です．このため，まず可能な限りRAA系阻害薬やβ遮断薬を使用します．ループ利尿薬はうっ血症状をコントロールする目的で使用します．

- ループ利尿薬を使用しなくてもうっ血症状をコントロールできる場合には，ループ利尿薬は使用しません．ループ利尿薬を使用する場合には，電解質異常や体液量のコントロール状態に常に注意して用量調節を行い，投与量が過剰にならないようにします．
- ループ利尿薬の中でも，短時間作用型のフロセミドより長時間作用型のアゾセミドやトラセミドの方がRAA系や交感神経系の活性化を軽減できると考えられています．この観点からJapanese Multicenter Evaluation of LOng-versus short-acting Diuretics InCongestive heart failure（J-MELODIC）試験が行われ，アゾセミドはフロセミドに比べて有意に心不全症状悪化による入院，心血管死を抑制することが示されています[5]．
- 慢性心不全の安定期にループ利尿薬を使用する場合には，長時間作用型を選択することが望まれます．
- ループ利尿薬で十分な利尿が得られない場合は，血行動態や腎機能，利尿薬抵抗性などの背景となる病態を評価して投薬を調整します．
- サイアザイド系利尿薬は，遠位尿細管でのNa再吸収を抑制することでループ利尿薬抵抗性を改善し良好な利尿が得られる場合があり，併用を試みてもよいとされています．ただしサイアザイド系利尿薬は，ループ利尿薬以上に低ナトリウム血症，低カリウム血症などの電解質異常を生じやすいとされています．使用時には電解質異常の有無に常に注意が必要です．
- ミネラルコルチコイド受容体拮抗薬はカリウム保持性利尿薬に分類されますが利尿作用は小さく，利尿薬というよりRAA系

阻害薬の一員として位置づけられます．慢性心不全に用いられループ利尿薬と併用した場合，併用による利尿効果の増強とループ利尿薬の副作用である低カリウム血症の軽減という点で有利に働きます．逆に，ミネラルコルチコイド受容体拮抗薬のもっとも代表的な副作用は高カリウム血症であり，とくに腎機能低下例では注意が必要です．

● バソプレシン受容体拮抗薬であるトルバプタンは，ループ利尿薬耐性例に対して追加投与するのが基本的な使い方です．症例にもよりますが，驚くほど大量の利尿が得られることがあります．一方で高ナトリウム血症に注意が必要で，原則として入院下で投与を開始します．ナトリウム排泄型利尿薬を用いても体液量をコントロールできず入退院を繰り返す症例に対し，入院から外来へ継続投与します．

Take Home Message

外来で慢性心不全に対してループ利尿薬を使用するときの注意点

- 可能な限り RAA 系阻害薬や β 遮断薬を用いた上で，うっ血症状をコントロールする目的でループ利尿薬を使用します．
- 副作用や体液量のコントロール状態に常に注意して，ループ利尿薬の用量が過剰にならないように調節します．
- ループ利尿薬は長時間作用型の選択が望まれます．
- ループ利尿薬の効果が不十分のときはむやみに増量せず，背景となる病態を評価し，他の利尿薬との併用も含めてループ利尿薬の用量を再検討します．

文　献

1) 日本高血圧学会：高血圧治療ガイドライン 2014，ライフサイエンス出版，東京，2014 < http://www.jpnsh.jp/guideline.html>（2015/3）
2) 日本循環器学会：循環器病の診断と治療に関するガイドライン，慢性心不全治療ガイドライン（2010 年改訂版）< http://www.j-circ.or.jp/guideline/pdf/JCS2010_matsuzaki_m.pdf>（2015 年 3 月 27 日，日本循環器学会 HP 閲覧，最新情報は http://www.j-circ.or.jp/guideline/ をご確認下さい）
3) Ahmed A, et al. Eur Heart J. 2006; **27**: 1431-1439
4) Eshaghian S, et al. Am J Cardiol. 2006; **97**: 1759-1764
5) Masuyama T, et al. Circ J. 2012; **76**: 833-842

23 足が腫れていたらどうするか？

結論から先に

- 下肢浮腫は日常診療の中でよく遭遇する症候の1つであり，組織間質への水分貯留がその病態です．
- 原因は多彩ですが，致命的疾患・高頻度の疾患を見逃さないことが重要です（**表1**）．
- 病的浮腫では，心不全や腎疾患，肝障害，低アルブミン血症などが多いです．しかし，これらはルーチンで施行される一般血液検査・尿検査・胸部X線などでスクリーニングされるため，意外と見逃されることは少ないです．
- 鑑別疾患の中で，深部静脈血栓症（deep venous thrombosis：DVT）は，肺塞栓を引き起こす致命的疾患です．
- DVTから肺塞栓を起こして死亡した症例の40％以上は，発症から1時間以内の超急性期に死亡するとされています．つまり，肺塞栓を発症してからでは救命が困難であるケースが存在するので，肺塞栓発症前にDVTを発見する必要があります．

表1 浮腫の原因

①毛細血管静水圧の上昇	心不全，腎不全，静脈閉塞（深部静脈血栓症含む），リンパ管閉塞など
②血漿浸透圧の減少	肝不全，低栄養，ネフローゼ症候群，蛋白漏出性胃腸症候群など
③血管透過性亢進	感染症，アレルギー，炎症など
④その他	甲状腺機能低下，薬剤性など

表2　深部静脈血栓症の危険因子

①血流の停滞	長期臥床，妊娠，下肢麻痺，下肢固定など
②血管壁の障害	外傷，カテーテルなどデバイスによる血管損傷，静脈炎，手術など
③凝固能亢進	抗凝固因子欠損（アンチトロンビン欠損，プロテインC・S欠損など），抗リン脂質症候群，悪性腫瘍，経口避妊薬，脱水，多血症など

表3　Wells criteria for DVT

下肢全体の腫脹	+1
患肢の圧痕性浮腫	+1
患肢の表面静脈拡張	+1
下腿径の左右差＞3 cm	+1
臥床＞3日，あるいは過去4週間内の手術	+1
麻痺あるいは最近のギプス装着	+1
がん	+1
深部静脈の圧痛	+1
DVT以外の原因がより疑わしい	-2

0	低リスク
1〜2	中リスク
3〜	高リスク

［文献2を改変して引用］

どの患者さんにDVTができるのか？

- かつて，ドイツの病理学者Virchowは，①血流の停滞，②血管壁の障害，③凝固能亢進の3つが動静脈血栓形成に寄与すると提示しました．DVTも例外ではなく，Virchowの3因のいずれか，あるいは複数を有する患者さんに起こることがほとんどです．
- DVTのリスク因子を病態別に列挙しました（**表2**）．
- 問診診察で，DVTの検査前確率を推定するのによく用いられるのがWells criteria for DVTです（**表3**）．
- 通常，DVTを疑うのは下肢浮腫のある患者さんなので，実際には，

> ① 原因がよく分からない下肢浮腫 ➡ DVT 精査する
> ② DVT 以外に浮腫の原因があって，DVT リスク因子がある
>   ➡ DVT 精査する
> ③ DVT 以外に浮腫の原因があって，DVT リスク因子がない
>   ➡ DVT 精査しない

と解釈しています．

見逃しやすい状況

- DVT の発見を困難にする要因の1つに，他の浮腫性疾患の併存があります．例としては，
    ① 慢性心不全の加療中であった患者さんが，心不全急性増悪で緊急入院となった．治療により状態の改善を認めていたが，経過中に肺塞栓を発症した．
    ② 転倒による大腿骨折で手術を行ったが，術後に患肢の DVT から肺塞栓を発症した．
- 他の浮腫性疾患があっても，高リスクの患者さんでは積極的に DVT を疑います．

DVT を疑ったら

- DVT 精査の際，わが国のガイドライン[1]では**図1**のアルゴリズムが推奨されています．
- 多くのケースではDダイマー測定に進みます．ただし，問診診察で検査前確率がきわめて高い症例ではDダイマー測定の意義は低くなります．
- 例えば，「術後の患者さんに片側性の下肢浮腫を認め，突然の胸痛と酸素飽和度低下が出現した」場合，「Dダイマーを測定

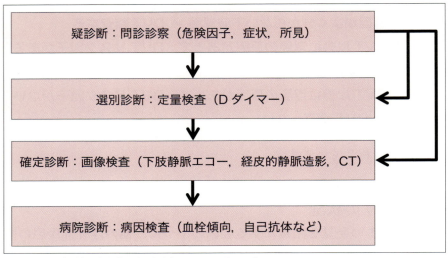

図1 深部静脈血栓症診断のアルゴリズム

するよりも造影 CT を施行した方がよい」と考えられます．

D ダイマーを使用する

- 現在の DVT 診療に欠かせない検査の1つが D ダイマーです（**図2**）．
- D ダイマーが有用なのは，DVT において陰性的中度がきわめて高いことです．つまり，「**D ダイマーが陰性なら DVT の可能性はとても低い**」と言えます．
- 欧米でよく用いられる測定キットでは，0.5 µg/mL をカットオフ値にすると陰性的中度はほぼ 100％になるとされています．しかし，測定方法やカットオフ値が施設間で統一されておらず，その感度や特異度などは少しばらつきがある可能性があります．
- 日本で多く用いられているラテックス法の検査キットは ELISA 法よりも少し感度が落ちるようです．

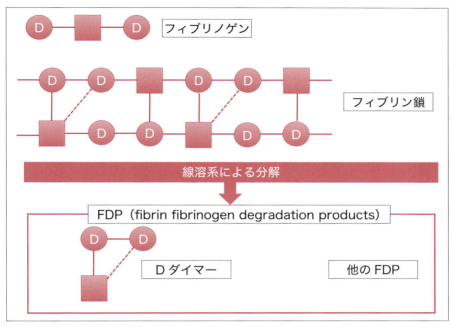

図2 Dダイマー産生の過程

Dダイマーが陽性なら

- Dダイマーは陽性的中度が低いため，DVTの確定診断はできません．
- 確定診断には画像診断が必要となります．具体的には，①下肢静脈エコー，②CT，③経皮的静脈造影（カテーテル検査）などが挙げられますが，前二者のどちらかで診断されることがほとんどです．
- 下肢静脈エコーは，無侵襲でありながらDVTに対して高い感度と特異度をもちます．ただし，その精度は術者の技量にある程度左右されることには注意が必要です．

- CTも感度・特異度の高い検査ですが，造影剤の使用・放射線被曝といった点で，無侵襲とは言えません．しかし同時に肺塞栓の評価も可能という利点があります．
- それぞれのメリット・デメリットを踏まえて，患者さんごとに適当な検査を選択します．

具体的にどうするか？

- 治療の基本は抗凝固療法です．現在，日本で保険適用がある内服薬はワルファリンのみです．
- ワルファリンは効果発現までに数日かかるので，その間ヘパリンを使用するなど煩雑な側面があります．効果発現が速やかなNOAC（novel oral anticoagulant）のDVTへの適応が検討されています．

TAKE HOME MESSAGE

- 下肢浮腫疾患の中で，DVTは突然死をきたす疾患です．
- 肺塞栓を発症する前の早期診断が重要です．

文　献

1) 日本循環器学会：循環器病の診断と治療に関するガイドライン，急性および慢性心筋炎の診断・治療に関するガイドライン（2009年改訂版）<http://www.j-circ.or.jp/guideline/pdf/JCS2009_izumi_h.pdf>（2015年3月27日，日本循環器学会HP閲覧，最新情報はhttp://www.j-circ.or.jp/guideline/ をご確認下さい）
2) Wells PS, et al. JAMA. 2006; **295**: 199-207

24 痛い足に出会ったら？

結論から先に

- ankle brachial pressure index（ABI，足関節上腕血圧比）検査を行います．0.9以下であればarteriosclerosis obliterans（ASO，閉塞性動脈硬化症）を強く疑います．
- multidetector-row CT（MDCT）による下肢動脈造影が普及してきていて，部位と重症度の評価に有用です．
- 血行再建は病変の複雑さによってカテーテル治療かバイパス手術を選択します．近年，カテーテル治療の適応が広がってきています．
- 血行再建術後は抗血小板薬＋運動療法を行います．

ASOを疑うには

- まずは問診と視診，触診により，筋・筋膜・骨由来の下肢痛，つまり打撲と外傷を除外します．
- 多くの症例でASOとの鑑別の対象になるのが，腰椎症です．腰部脊柱管狭窄症と腰椎椎間板ヘルニアが含まれます．
- ASOは虚血性疼痛なので，基本的には負荷時に生じます．重症になると安静時にも症状が出現します．腰椎症は虚血性ではないので労作に関係はないのが基本ですが，しばしば問診のみでは鑑別が困難です．
- 虚血性の疼痛では，しばらく歩くと下肢のだるさや痛みが生じます．休息により再び歩けるようになる症状（間欠性跛行）が

典型的で，ASO の約 70％程度が間欠性跛行を主訴とします．間欠性跛行では症状発現までの歩行距離が短いほど，さらに症状回復までに要する時間が長いほど重症と判断します．前傾姿勢（蹲踞）によって症状が緩和されれば，腰部脊柱管狭窄症の可能性を考えます．
- 身体所見では触診が基本となります．大腿，膝窩，足背，後脛骨の各動脈を触れて，左右差を調べます．皮膚の色調変化に注意して，チアノーゼ，蒼白，潰瘍を認めれば重症下肢虚血と判断します．

Column ちょっと一息：PAD と ASO って？

- PAD（peripheral arterial disease）という名前を聞くことがあります．PAD とは，その名の通り末梢動脈疾患であり，本来は多くの疾患を含んだ名称です．過去の日本においては ASO に加えて Buerger 病を含んだ疾患概念を指すものでした．
- しかし Buerger 病が激減している今日にあっては PAD＝ASO と考えて差し支えないと思います．欧米諸国においても PAD はほぼ ASO のことを指します．

ASO を診断するには

- 四肢血圧測定を行い，ABI を測定します．ABI は 足関節収縮期血圧／上肢収縮期血圧 で求められ，基準値は 1.0〜1.3 です．
- ABI 0.9 以下は何らかの虚血性下肢血流不全を意味し，0.4 以下は重症下肢虚血です．
- ABI は簡便にできる非常に有用な検査です．足の痛い人にはルーチンに行いたい検査です．
- ABI が低値であれば，イメージング検査を行います．最近で

はMDCTが進歩して，病変の重症度や複雑さが比較的低侵襲で分かるようになりました．

> 「痛い足」➡「ABI検査」➡「下肢動脈 MDCT」

が診断の流れです．

ASOの治療

- 有症状のASOでは，血行再建術を考慮します．しかし血行再建術の有無にかかわらず，しっかりとした薬物治療は重要です．
- シロスタゾールは唯一，間欠性跛行に対する改善効果を持ち，歩行距離の延長が認められた薬剤です[1]．弱いながらも抗血小板作用があり，下肢動脈インターベンション前後で使用されることも多い薬剤です．
- アスピリンやクロピドグレルは，インターベンション前後に使用するとともに心血管事故予防のために投与されます．ASOの症状に対する改善効果はありません．
- プロスタグランジン製剤は強力な血管拡張作用と抗血小板作用を持っているので，何となく処方されることが多い薬ですが，有効性は証明されていません．

ASOの侵襲的治療："TASC"による標準化の試み

- TASC（Trans-Atlantic Intersociety Consensus）とは末梢動脈疾患の診断および管理に対する国際的なガイドラインです．2000年に第1版，さらに2007年に第2版がTASC IIとして発表されました．
- TASC IIでは，病変の複雑さ加減でType AからType D病変までを分類しています[2]．簡単に言えば，完全閉塞やびまん性

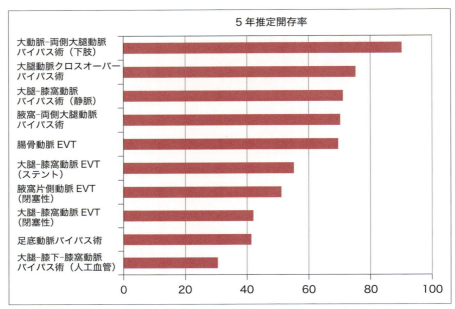

図1 TASC II 発表時における各種血行再建術の平均治療成績
［文献2を改変して引用］

病変が多く見られるのが複雑病変です.

- Type A はカテーテルによる血管内治療（endovascular treatment：EVT）を第一選択として，Type D は外科手術を第一選択としていますが，実際の適応は施設ごとに異なることが多いです．カテーテル基材と技術の進歩により，EVT を選択することが増えてきました．
- ASOの部位ごとに，血行再建術の治療成績を図1に示しました．
- 大動脈腸骨動脈病変については，外科的バイパス術と遜色のない EVT 治療成績が示されています．EVTにおいてはステントを用いる治療が主流となってきており，長期開存率も良好です．EVT を第一選択とする価値があります．
- 大腿膝窩動脈病変にも多くの場合でEVTが選択されています．しかし約30％に見られる再狭窄が今後の課題です．

- 膝窩動脈以下の病変については，外科的バイパス術か EVT かによらず，高い再発率が問題となります．血行再建術の適応として，重症下肢虚血による救肢目的が多くを占めます．
- とくに大動脈腸骨動脈領域では，後々の心臓カテーテル・インターベンションにおけるアクセスルートとして重要です．バイパス術はできるだけ避けて，積極的に EVT を推奨する方向です．

ASO の運動療法：地味だけど効果的

- 運動療法は，筋肉の酸素利用効率の改善，側副血行路と血管新生の促進，血管内皮機能の改善，血液レオロジーの改善により間欠性跛行症状を改善します．
- TASK Ⅱ でも運動療法は初期治療としてクラス Ⅰ の適応です．運動療法による間欠性跛行症状の改善と最大歩行距離の延長効果は確立しています．

木を見て森も見る：いまどきの ASO のとらえ方

- ASO は全身血管病・動脈硬化症の表現型の 1 つとしてとらえます．
- 複数の動脈床にアテローム血栓症を有する病態を polyvascular disease と呼び，注目されています．
- polyvascular disease の予後を調査した Resources for Enhancing Alzheimer's Caregiver Health（REACH）研究[3]によると，ASO 患者さんの約半数に冠動脈疾患（coronary artery disease：CAD）が合併し，2 割以上に脳血管疾患（cerebral vascular disorder：CVD）が合併します（**図 2**）．
- さらに ASO 患者さんは心筋梗塞や脳卒中の患者さんと比較して，心血管系死亡率が高く，有症状の ASO では 5 年生存率が

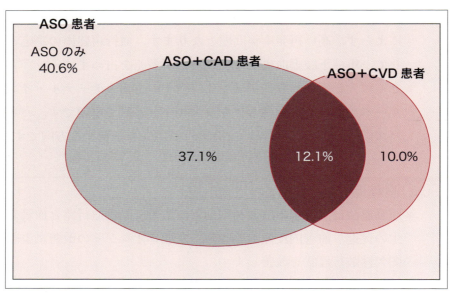

図2 ASOを有する患者さんにおけるpolyvascular diseaseの合併率

［文献3より作図］

70％前後とされています[3].

- つまり，**ASO患者さん ➡ 重症のpolyvascular disease ➡ 予後不良**の心構えを持ちましょう．
- ASO患者さんは，心血管系リスクファクターの改善や抗血栓療法を考慮すべきハイリスク集団と認識しなければいけません．

> **ここに注意！**
> ○ ASOにおける間欠性跛行症状の悪化は進行が遅いと言われます．症状が比較的安定したまま経過するのは，側副血行路の形成や虚血筋での代謝順応のためと思われます．
> ○ しかし，その間にもCADは進行して生命予後に影響することをお忘れなく．

Take Home Message

- 検査はABIファーストです．
- ABIが悪ければ，冠動脈もたぶん悪いです．
- 包括的にpolyvascular diseaseの評価を行い，治療戦略を考えましょう．
- 治療は，血行再建術＋運動療法＋抗血小板薬の3点セットです．

文　献
1) Regensteiner JG, et al. J Am Geriatr Soc. 2002; **50**: 1939-1946
2) Norgren L, et al. J Vasc Surg. 2007; **45**: S5-S67
3) Alberts MJ, et al. Eur Heart J. 2009; **30**: 2318-2326

25 血圧が低くて問題があるか？

結論から先に

> ○ 症状のない低血圧は問題ありません．

- ただし，高齢者の方は要注意です．低血圧の症状があっても自覚していなかったり，認知機能低下のため訴えることができないからです．

低血圧とは

> ○ 収縮期血圧が 100 mmHg 未満．

- 低血圧には明確な定義はありませんが，一般的には上記のように収縮期血圧が 100 mmHg 未満であれば低血圧としています．
- 実際の臨床現場では，症状のない若い女性や高齢の方で収縮期血圧が 90 mmHg 台の患者さんをよく経験します．このような症状のない病的意義のない低血圧は体質性低血圧と呼ばれています．当然，治療の必要性はありません．
- 個人的な経験で言えば，若い女性の方で低血圧症状が出るケースでは，収縮期血圧が 80 mmHg 台になったときに症状が出る方が多いです．

低血圧の分類

- 経過分類：①急性低血圧　　②慢性低血圧
- 原因分類：①本態性低血圧　②二次性低血圧（症候性低血圧）

- 急性低血圧にはショック，一過性低血圧（起立性低血圧，食後低血圧，排尿後低血圧）があり，慢性低血圧に本態性低血圧と二次性低血圧が含まれます．
- 本態性低血圧は原因不明の低血圧による症状がある患者さんで，低血圧でも無症状で病的意義のないものが体質性低血圧として分類されます．

低血圧の症状とは

- 特異的な症状はなく，あらゆる疾患に共通します．

- 低血圧の症状は，様々なものが挙げられます．めまい，ふらつき，立ちくらみが多いですが，ほかにも下記に示す症状があります．
  全身倦怠感（だるい），脱力感，疲労感（疲れやすい），食欲不振，元気がない，やる気が出ない，動悸，耳鳴り，頭痛，めまい，ふらつき，立ちくらみ
- 症状のない低血圧は問題ありませんが，低血圧の症状は上記のように様々なものがあります．本態性低血圧の90％は無症状ですが，10％の頻度で症状を認めます．ですから，血圧測定を行い，血圧が低いときは患者さんの訴えをよく聞くことが大切です．後述しますが，問診は二次性低血圧の診断にとても重要です．

こんな患者さんがいました（症例1）

- 患者：20代後半，女性
- 主訴：全身倦怠感
- 現病歴：1年前から疲労感を自覚．ここ数ヵ月で全身倦怠感が強くなり来院．トリアージで収縮期血圧が84 mmHgと低く，低血圧精査目的で循環器外来を受診．
- 現症：血圧84/58 mmHg，脈拍100回/分，体温36.5℃，呼吸数16回/分

　この情報をもとに診察開始しました．確かに低血圧を認め，疲労感，全身倦怠感は低血圧の症状でも説明がつきますが，患者さんに普段の血圧を聞くと，10代の頃より低めだと言われていたそうです．診察で眼瞼結膜に貧血を認めました．若い女性ですので，「生理はどうですか」と聞いたところ，過多月経であることが分かりました．その後，婦人科にコンサルトした結果，子宮筋腫の診断がつき，それによる過多月経，鉄欠乏性貧血が合併し，症状が出ていたことが分かりました．

- この症例は体質性低血圧の患者さんで，低血圧に対しては治療の必要性ありません．日常診療でも普通に遭遇する症例です．
- あえて症例を呈示した理由は，低血圧の症状は様々ありますが，ほとんどすべての疾患でも訴える症状でもあるからです．ですから，当たり前のことですが詳細な現病歴，身体診察がとても重要になります．

二次性低血圧とは？

> ○血圧の低い高齢者は必ず薬剤を確認．

- 二次性低血圧とは，低血圧をきたす原因疾患があり症候性低血圧とも呼ばれ，様々な疾患があります．主な疾患を**表1**に示します．

表1 低血圧をきたす疾患

心血管系	心筋梗塞，心不全，弁膜症，心筋症，心タンポナーデ，不整脈
呼吸器疾患	肺梗塞，肺高血圧症，慢性閉塞性肺疾患
内分泌疾患	甲状腺機能低下症，Addison 病，下垂体疾患
神経疾患	動脈洞過敏症，過換気症候群，舌咽神経痛
薬剤性	降圧薬，利尿薬，抗うつ薬，抗不安薬，向精神薬，抗パーキンソン薬，麻酔薬
起立性低血圧	多系統萎縮症（Shy-Drager 症候群），パーキンソン病，糖尿病
その他	循環血液量の減少（脱水，出血，透析），アルコール，栄養失調，悪性腫瘍

こんな患者さんがいました（症例2）

- 患者：70代後半，女性
- 主訴：ふらつき，倦怠感
- 現病歴：高血圧，弁膜症，心房細動，慢性心不全の診断で近医に通院．7月初旬から倦怠感を認め，1週間前よりふらつきも出現したため来院．
- 既往歴：68歳時，僧帽弁狭窄症に対して弁置換術
- 現症：血圧 82/54 mmHg，脈拍 124回/分（心房細動），体温 36.5℃，呼吸数 16回/分，SpO_2 98%（room air）
- 処方内容：ワーファリン® 2 mg，ラシックス® 40 mg，アルダクトン A® 25 mg，レニベース® 2.5 mg．すべて朝1回．

バイタル所見では低血圧を認めますが，酸素飽和度は問題なく，聴診上も呼吸音は問題ありませんでした．このことから，慢性心不全の増悪は考えづらく，心エコー図検査を施行したところ左心機能，弁膜症も変化を認めませんでしたが，下大静脈の虚脱所見を認めました．脱水による低血圧を考えて輸液施行したところ，血圧は 110/68 mmHg に上昇し，脈拍も 94回/分まで低下しました．生化学検査では5月と比較して BUN，Cr の軽度上昇を認め，K値も 5.6 mEq/L と上昇していました．処方内容から，ラシックス®を

> 20 mg に減量し，アルダクトン A®を一時内服中止としました．その後，主訴は消失し，血圧も 110 mmHg 前後と低血圧も改善しました．

- この症例は薬剤性低血圧の 1 例でした．高齢者の患者さんは季節や環境も踏まえて投薬内容を変更する必要性があることを教えてくれた症例でした．
- 二次性低血圧の原因疾患は，頻度の少ない内分泌系疾患，神経疾患を除けば，病態から考えても診断するのはむずかしくないと思います．
- 高齢者の患者さんはいくつかの疾患を合併し，複数の医療機関に通院していることが多々あります．患者さんから薬剤情報を聴取すると，同じ系統の薬剤を複数服薬していることもあります．薬剤の相互作用を含めて薬剤歴には注意が必要です．

一過性低血圧とは

○ めまい，ふらつき，転倒を訴える高齢者では，起立性低血圧と食後低血圧に留意．

- 低血圧を起こす病態に一過性低血圧があります．一過性低血圧は失神を起こすことがあり，その際，頭部打撲など思わぬ外傷を合併することがあるので注意が必要です．
- 経過分類の急性低血圧に一過性低血圧が含まれます．一過性低血圧は下記に示す 3 つがあります．

一過性低血圧　① 起立性低血圧
　　　　　　　② 食後低血圧
　　　　　　　③ 排尿後低血圧

- 起立性低血圧は自律神経機能異常で生じますが，加齢，糖尿病に関連していることが多く，また高血圧の治療を受けている患者さんの過剰投薬や脱水が原因でも起こります．
- 食後低血圧は食後に血圧が下がり，めまい，ふらつき，転倒を起こすことがあります．高齢者の1/3に認められるとも言われています．この病態も起立性低血圧と同様に，高血圧，糖尿病，パーキンソン病，多系統萎縮症（Shy-Drager症候群）の患者さんに多く認められます．
- 排尿後低血圧では，排尿時の迷走神経反射により血圧が下がり，失神を生じることもあります．アルコールを多く飲みすぎたときに起こりやすい病態です．

具体的にどうするのか？

- 症状のない低血圧の患者さんでは，

  - 若年者は経過観察．
  - 高齢者は詳細な病歴聴取が重要（認知機能低下があれば家族の方や身の回りの世話をしてくれている方からの情報が必要です）．

- 症状のある低血圧の患者さんでは，

  - 若年者は本態性低血圧が多く，治療の基本は生活指導．
  - 高齢者は低血圧を生じる原疾患の精査が必要．治療は原疾患に対しての治療．

Take Home Message

血圧が低い患者をみたら
・若年者はむかしの頭で診ても問題ありません．
・高齢者はいまどきの頭で診る必要があります．

　診療の本質は変わりませんが，糖尿病，高血圧，悪性腫瘍など多疾患合併患者，多剤服薬，認知機能低下など，高齢者の疾患や生活環境は昔と大きく変化しています．一例を挙げれば，高齢者の転倒による外傷は1つ間違えれば骨折や脳出血を生じます．高齢者の外傷原因にもなる起立性低血圧や食後低血圧は見落とされていることがあります．いまどきの頭で診るとは"包括的な診察"だと考えます．

26 肺気腫を治療する

結論から先に

- 慢性閉塞性肺疾患（COPD）の主な病変部位では，肺胞領域が破壊される肺気腫病変と末梢気道など呼吸細気管支病変に気道分泌増加や末梢気道の線維化などリモデリングを認めます．
- 現在，肺気腫治療に際しては基本的には禁煙が第一となります．禁煙に成功した上で，吸入 short-acting beta agonist（SABA），吸入 short-acting anticholinergic agent（SAMA）の使用をまず試みて，COPD の患者さんに自覚症状の速やかな改善を体感していただくことが肝要です．
- 吸入 long-acting anticholinergic agent（LAMA）を主体に治療しても，まだ自覚症状が強いケースでは，吸入 SABA をオンデマンドで運動開始前にあらかじめ吸入させることは，リハビリテーションの際，息切れの強いケースではとくに有用です．
- SABA 吸入に際しては 1 日の吸入回数に十分留意し，頻脈性不整脈の発現に慎重であるべきです．わが国の『COPD（慢性閉塞性肺疾患）診断と治療のためのガイドライン（第 4 版）』では，吸入 SABA，SAMA の使用を経由せず，飛び越えての第一選択薬に吸入 LAMA あるいは吸入 long-acting beta agonist（LABA）を用いていいことになっています．
- 高齢で前立腺肥大による尿閉のリスクのある場合・緑内障を合併する場合には，吸入 LABA を吸入 LAMA に先んじて使用することが容認されています．ただし，吸入 LABA の長期使用

表1 吸入ステロイドの併用

1. 小児喘息の既往や家族歴
2. IgE値上昇，RASTでハウスダスト，ダニなど室内吸入抗原が陽性
3. COPDが進行したケースで気管支喘息の要素が推測される場合
4. 呼気NO値・末梢血ECP値から好酸球炎症の存在が示唆される場合
5. 夜間〜早朝に発作性の症状を認める場合

RAST：radioallergosorbent test

での安全性，低カリウム血症については，注意が必要です．

個人的には

- やはり吸入LAMAが主流です．前述の合併症のコントロール状況により吸入LABAから選択しています．第一選択薬に吸入SABA，吸入SAMAの出番は少なくなりましたが，状況に応じ吸入LAMAなどに併用すれば，大変有用な薬剤となります．

吸入ステロイドは併用されるべきか？

- 以下の2つの場合が考えられます．
  ①増悪のリスクが高いグループ，増悪を年に2回以上認める場合
  ②気管支喘息の合併リスクがあるグループ
- 表1に挙げたケースも適応があります．
- ただし，高齢者喘息では完全にCOPDと鑑別することが困難となるため，吸入ステロイド（inhaled corticosteroid：ICS）併用も意識することが大切です．
- COPDの基本の治療である3本柱は，①吸入気管支拡張薬，②禁煙，③呼吸器リハビリテーションです．これらはすべてが吸入ステロイドに優先すべき治療法です．

- 気管支喘息の患者さんを吸入 LABA 単剤でコントロールするのは禁忌なことは広く周知の事実ですが，不用意に COPD の患者さんに高用量 ICS を追加するのも控えましょう．感染症や白内障・骨密度減少のリスクを考え，低～中等量に留めるべきと考えます．また，死亡率・呼吸機能改善に対しては，あくまで限定的効果に留まります[1]．

吸入配合薬（吸入 LAMA と吸入 LABA）は第一選択薬となるか？

- 吸入 LAMA + LABA の 2 剤吸入配合薬は，現在すでに使用できる状況です．単剤吸入薬よりも呼吸機能の点で改善が期待されます．
- 日常生活動作で息切れなど自覚症状の強い例では，第一選択薬として期待されます．すでに配合薬も複数登場しており，気管支拡張効果の比較データには大きな差がありません．しかし吸入デバイスの工夫が各製品ごとに大きく異なり，それぞれの患者さんへの最適なデバイス選択が必要です．

心不全を有する患者が吸入 LAMA を続けてもいいか？

- 最近心不全を有する COPD 患者群は吸入 LAMA 使用により心関連死が抑制されることが示されました［Understanding Potential Long-term Impacts on Function with Tiotropium (UPLIFT) 試験］[2]．吸入 LABA の安全性は複数の試験で証明されています．まだ今後の課題かもしれません．
- 最近では，胸部 CT の解像度が高まり，肺気腫が適切に評価される機会が増えました．
- また，喫煙は循環器疾患・呼吸器疾患に共通の増悪因子であり，循環器領域の医師からの紹介が増えている印象です．

- 実際に，COPD と CVD（心血管病変）は合併することが知られております．COPD の合併がない患者さんの約 5 倍の頻度で CVD を合併すると言われます．

診断・検査をどうするか？

- International Primary Care Airways Group（IPAG）といった質問票などの有用性が示され，質問票などで問診の段階で COPD の患者さんを類推すること試みられています．また，COPD assessment test（CAT）スコアなどが高い群では，重症度が高く，増悪の前後で高くなります．修正 Medical Research Council（mMRC）スコアを使用し，息切れの程度を評価します．
- 40 歳以上で長期の喫煙歴がある人，慢性の咳・痰の症状，階段や坂道を上る際の息切れ，ときどき起こる喘鳴などは重要な質問項目です．
- 喫煙歴はほぼ全例にあり，年齢層 40 歳未満はまれ，息切れの仕方が徐々に進行し持続性であることは肺気腫の患者さんに特徴的です．気管支喘息の場合には，発作性の息切れが現れ，夜間・就眠中の咳が多くなることが特徴です．

リハビリテーションを活用する

- 基本は十分な気管支拡張薬による薬物療法ですが，息切れなど自覚症状を改善した上でリハビリテーションを行い，身体活動向上に努めます．筋肉の強度が高まり，呼吸困難を減少させると言われます．
- II 型呼吸不全で $PaCO_2$ 値が上昇するケースでは，鼻マスクを用いた非侵襲的陽圧換気療法（noninvasive positive pressure ventilation：NPPV）による入院期間の減少などの有用性が示

されています．

β遮断薬を COPD の患者さんに使用することは？

- 非選択的β遮断薬の使用は避けるべきです．β遮断薬を新規にオンすることは，気道過敏性亢進の点で，とくに慎重にすべきです．
- β遮断薬使用は COPD の患者さんの予後を改善することが報告されました．現在使用中であれば，オフすることは避け，続行が好ましいと言えます．

COPD とその他の呼吸器疾患の合併

- 最近，呼吸器内科領域では ACOS，CPFE が注目されております．

1 ACOS（asthma-chronic obstructive pulmonary disease overlap syndrome）

- 臨床現場では，COPD 患者のおよそ 20 〜 30％前後に遭遇します．
- 気管支喘息と COPD の合併，気道の好酸球性炎症を有するため，末梢血好酸球数や喀痰好酸球，呼気 NO 値，末梢血 ECP 値などで速やかに診断が可能です．
- HRCT での気道壁肥厚は吸入ステロイドへの反応性の指標となります．

2 CPFE（combined pulmonary fibrosis and emphysema）

- 予後の点では，COPD の合併がない特発性肺線維症（idiopathic pulmonary fibrosis：IPF），特発性間質性肺炎（IIP）の患者さんよりも明らかに予後が悪くなっています．傍壁在性に COPD があったり肺高血圧を合併したりすると，極端に生命予後が悪

くなります．肺がん合併に備えて慎重に HRCT でフォローすべきです．
- COPD 患者では既存の正常肺胞組織の改変が進行しており，肺がんの合併，肺結核の合併例などは典型的 HRCT 画像とは異なって評価困難であり，診断の遅れに注意を要します．

Take Home Message

- β 遮断薬や ACE 阻害薬の新規投与は慎重に行うべきです．
- ACOS は好酸球性の炎症を確認できれば，適切に治療対応が可能です．
- CPFE は間質性肺炎を合併していますので，肺がん・肺高血圧の発生に注意しましょう．

文　献
1) Celii BR, et al. Am J Respir Crit Care Med. 2008; **178**: 332-338
2) Celi B, et al. Am J Respir Crit Care Med. 2009; **180**: 948

27 Brugada 症候群に出会う可能性はあるか？

結論から先に

- 可能性はあります．以前は心肺蘇生後，心室頻拍や心室細動が確認されたものを Brugada 症候群と呼び，症状がない場合は無症候性 Brugada 症候群と言ったり，Brugada 症候群でなく Brugada 型心電図であると言ったりしていましたが，2013 年の expert statement で以下のように定義されました[1]．

> Na チャネル遮断薬の投与や症状の有無を問わず，
> V1，V2 で type 1 Brugada 型心電図を呈したものは
> Brugada 症候群である．

- Brugada 型心電図は右側胸部誘導（V1，V2）で J 点が 0.2 mV 以上上昇しているもので，type 1（coved 型）と type 2（saddle-back 型）に分類されます（**図 1**）．言い換えると type 1 が Brugada 症候群，type 2 は Brugada 型心電図というわけです．
- type 1 は成人日本人で 0.1 〜 0.3％，type 2 に近い状態（右脚ブロック＋ 0.1 mV 以上の J 点上昇）は 40 歳以上で 0.7％，男性では 2.1％に見られるとされます．
- つまり，Brugada 症候群である type 1 は 1,000 人診れば 1 〜 3 人，type 2 の Brugada 型心電図？と迷う心電図は 100 人に 1 人で出会う可能性があります[2]．

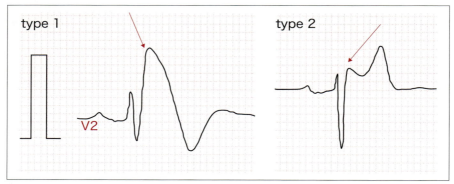

図1 Brugada型心電図
type 1 (coved型) および type 2 (saddle-back型). coved型は上から坂道が下るような形, saddle-back型は文字通り自転車のサドルのような形です. 矢印がJ点で, 基線より0.2 mV以上上昇しています.

有症候性とは

- 有症候性Brugada症候群は話が違います. Brugada症候群の症候とは, 心停止 (心室細動), 心室頻拍, 失神, 前失神感などです.

- 現在, Brugada症候群の植込み型除細動器 (ICD) 適応において, 海外と日本のガイドラインに若干の差異がありますが, 心室細動が確認された場合, または持続性心室頻拍を認めた場合は一致して絶対適応 (Class I) です. 高率に再発が認められるからです.

- 失神は海外のデータでは予測因子ですが, 日本人のデータでは予測因子ではありません. 神経調節性失神など色々な失神が混ざっていたからと考察されます. 心室性不整脈で失神した場合は再発ハイリスクなので, 前述のexpert statementでは心室性不整脈によると予想される失神があった場合はICD植込みを

推奨しています.
- 日本のガイドライン[2]では,家族歴,失神歴,心臓電気生理検査での心室細動の誘発のうち2つを満たした場合,ICDを勧めています.しかし,それらはいずれも予測因子ではなく,濃厚な家族歴や心室性不整脈によると思われる失神かどうかを総合的に判断することが必要です.
- 気分不良や嘔気などの迷走神経系の前駆症状を欠く突然の失神は,不整脈による失神を疑わせます.運動後の失神は迷走神経反射性失神を疑わせますが,Brugada症候群ではトレッドミル負荷心電図で運動負荷終了後にST変化が増悪することが報告されていますので注意が必要です[3].
- 前失神感も症候として考えるべきです.突然に目の前が暗くなる・白くなって気を失うような感覚,フワァ〜とした突然のめまいは,不整脈による前失神状態を疑わせます.いずれも数秒間の症状です.それ以上だと失神してしまうからです.
- 動悸はあまり問いませんが,どのような動悸かにもよりますので,明らかな訴えがあれば専門医にコンサルトしてもいいでしょう.

出会いを求めるなら

- 心電図異常には日差・日内変動があり,副交感神経優位のときに強くなるので早朝や夜,満腹状態などに記録すると発見しやすいです.
- 胸部誘導の肋間を上にずらしても発見率が上がります.第2肋間,第3肋間でもtype 1ならBrugada症候群と診断するのが定義です.
- 発熱時にも強く変化します(**図2**).

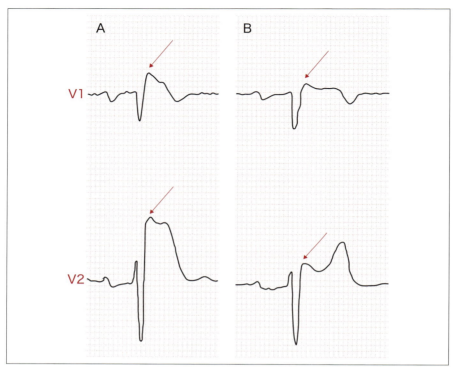

図2 発熱時の変化（70歳男性，無症候性 Brugada 症候群）
胆嚢炎による高熱時（A）と数日後の平熱時（B）．発熱時に type 1 に変化しています．矢印は J 点．

- Brugada 型心電図，すなわち type 2 でも本物であれば薬物（日本ではピルシカイニド）負荷試験を行うと type 1 に変化します．負荷試験は危険を伴いますので一般クリニックではお勧めできません．
- type 2 にむやみに負荷試験を行って無症候性 Brugada 症候群の診断を増やすと悩ましい状態になります．無症候性 Brugada 症候群の発症を予測するのは困難だからです．

治療は？

- 現在も推奨治療はICDの植込みです．
- 薬物療法としてエビデンスがあるのは，慢性期はキニジン，急性期はイソプロテレノール静脈投与です．発作の減少（ICD作働の減少）を目的に使用します．
- シロスタゾールやベプリジルも慢性期の治療としてICD作働を減少させると言われています．
- 発作の起点となる心室期外収縮をアブレーションすると発作が抑制されたという報告もあります．

慎むことは？ すべきことは？

- キニジンを除いたI群抗不整脈薬は禁忌となります．Brugada症候群と気付かずに心房細動などで投薬した場合，注意が必要です！ 抗不整脈薬を投与したら一度は心電図を撮りましょう．
- 過度のアルコール摂取を慎んでいただくこと．
- 発熱時には積極的な解熱を試みましょう．

具体的にどうするか？

- type 1 Brugada型心電図であれば，症状の有無にかかわらず専門医にコンサルトして下さい．
- Brugada型心電図（type 2）の場合は，失神歴，前失神状態などの症状の有無，家族歴を聴いて下さい．いずれかがあれば専門医に相談して下さい．
- 家族歴を問診する場合，事故死や溺死についても聞いて下さい．実は心臓突然死だったり，不整脈による失神から事故死，溺死した可能性があるからです．

TAKE HOME MESSAGE

- type 1（coved型）を診たら無症候性Brugada症候群と診断されるので専門医に相談しましょう．
- 心停止，心室頻拍，急な(前)失神感，動悸，家族歴があればtype 2でも専門医に相談しましょう．
- I群抗不整脈薬投与＝負荷試験！ 何らかの理由で投与したら，一度は心電図を撮ってBrugada症候群を否定しましょう．

Column　定義はさておき

- Brugada症候群と言えば，いわゆるぽっくり病の原因として注目され，多くの無症候例に一次予防として植込み型除細動器（implantable cardioverter-defibrillator：ICD）が植込まれました．
- その結果，海外の報告より日本では無症候性Brugada症候群の致死性不整脈の発症は少ないことが判明しています[4]．無症候性Brugada症候群67名中1名にICD植込み後3年目にICD作働があったので，年間発症率0.5％とされています．
- ICDは心室細動を数秒で感知し10数秒で除細動してしまいますので，「ICD作働＝突然死を防いだ」とは言い切れません．心室細動はその程度で自然停止（失神はしますが）することもあるからです．もちろん，運が悪ければ死んでいたわけですからこの患者さんにとってICD植込みは意味があったと判断されます．
- 海外の多施設研究では無症候性Brugada症候群では年率1.2％の正常ショック治療を認めた反面，不適切ショック治療（ICDが間違って不要な電気ショックを落とすこと）はその4倍生じ，全患者さんでも10年間で不適切ショック治療は37％，リード不全は29％と高率に生じると報告されています[5]．無症候性の患者さ

がこれらを許容できるのか，人によって受取り方は様々でしょう．
- 結局，無症候性例では家族歴，心臓電気生理検査での心室細動の誘発も予測に役立たず，患者さんと相談して総合的に対応を決定することになります．

文　献
1）Priori SG, et al. Europace Europace. 2013; **15**: 1389-1406
2）日本循環器学会：循環器病の診断と治療に関するガイドライン，QT 延長症候群（先天性・二次性）と Brugada 症候群の診療に関するガイドライン（2012 年改訂版）．<http://www.j-circ.or.jp/guideline/pdf/JCS2013_aonuma_h.pdf>（2015 年 3 月 31 日，日本循環器学会 HP 閲覧，最新情報は http://www.j-circ.or.jp/guideline/ をご確認下さい）
3）Makimoto H, et al. J Am Coll Cardiol. 2010; **56**: 1576-1584
4）Atarashi H, et al. J Am Coll Cardiol. 2001; **37**:1916-1920
5）Sacher F, et al. Circulation. 2013; **128**: 1739-1747

28 頸動脈エコーで何が見えるか？

結論から先に
- 頸動脈エコーは，総頸動脈，内頸動脈の動脈硬化の程度を簡便に評価できる1つの方法です．
- 頸動脈に動脈硬化があっても脳梗塞を発症するかどうかの予測にはなりません．

> ○ 頸動脈の動脈硬化は，全身の動脈硬化の進展と相関があり，心血管イベントの予測因子として重要です．

動脈硬化とは？
- 動脈硬化が起きる原因やその病態はいまだに解明できていない部分も多くありますが，内膜（内皮細胞），中膜（血管平滑筋），外膜（結合線維）の3層からなる動脈の壁で，内膜や中膜が厚くなり，コレステロールや石灰化を含む粥腫を形成します．
- 動脈硬化が起こると血管の機能が低下し，血管の内腔が狭くなることで臓器に障害を及ぼすことがあります．

頸動脈エコーが普及する前の話だけど
- 頸動脈に血管雑音を聴取する患者さんは，心血管イベント発症のリスクが高いことが知られていました．
- 頸動脈の血管雑音＝頸動脈狭窄ではありませんが，血管雑音の多くは動脈硬化に起因します．以前から頸動脈硬化は心血管イ

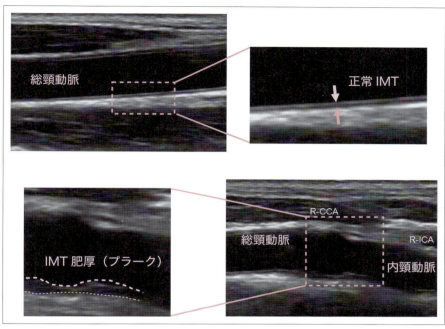

図 1 正常頸動脈と IMT 肥厚

ベントのリスクとして注目されていたことになります.

実際に頸動脈エコーで何を評価するか？

- 総頸動脈，内頸動脈を描出し，内膜中膜複合体の厚さを測定します．内膜中膜複合体厚はよく IMT（intima-media thickness）と呼ばれています．エコーでは内膜と中膜を区別することがむずかしく，合わせた厚さを測り，動脈硬化の指標としています．IMT の正常値は 1.0 mm 以下です（**図 1**）.
- カラードップラーで観察すると，内膜中膜複合体が厚くなっているところがより明瞭に描出できます．また，血流の速い狭窄部位では乱流が観察されます．
- 狭窄部位では，狭窄度，血流速度などを測定します．

頸動脈に動脈硬化のある患者さんは

- 心血管イベントの発症リスクが高くなります．とくに内頸動脈の動脈硬化はリスクが高いと言われています．頸動脈硬化のある患者さんでは，ついその先の血液が流れ着く脳に注目し検査してしまいがちですが，むしろ頸から下の動脈硬化性疾患に注意する必要があります．筆者は，狭心症などの症状がないかをよく聴き，スクリーニング検査として，心電図，運動負荷心電図検査や足関節上腕血圧比（ABI）測定などを行うようにしています．
- とは言っても，患者さんにとっては頸から先の脳が気になります．脳の検査も合わせて行うことがほとんどです．

どんな患者さんに頸動脈エコーを行うか？

- 米国の Framingham 研究では糖尿病や高血圧などが心血管イベントの危険因子であることを明らかにしましたが，最近の Framingham 研究の追加研究で頸動脈の動脈硬化（IMT が 1.5 mm 以上）は心血管イベントの危険因子であることが明らかにされました．とくに内頸動脈の動脈硬化は，他の危険因子とは独立した危険因子であることが分かりました．
- これまでによく知られていた年齢，性別，高血圧，糖尿病，脂質異常症，喫煙，家族歴などの心血管イベントの危険因子をいくつか持ち，リスクの高い患者さんでは，一度頸動脈エコーをやってみる必要があるかと思います．
- 冠動脈疾患や下肢動脈疾患の患者さんでは頸動脈硬化の合併頻度が高く，検査を行うことをお勧めします．冠動脈疾患については，その重症度が高いほど頸動脈狭窄の合併頻度が高いことが知られています．

頸動脈硬化と脳虚血の関係は？

- 頸動脈硬化があっても，脳血管イベントの予測因子とはならないことは先に述べました．
- しかし，脳梗塞や一過性脳虚血発作の患者さんで，調べてみると脳梗塞を起こした同側の頸動脈に動脈硬化性狭窄が認められることは，よくあります．
- ご存じの通り，脳梗塞はその 1/3 が頭蓋内血管，すなわち脳の血管の閉塞で，1/3 が心臓でできた血栓が脳の血管を閉塞することで，残りの 1/3 が心臓と脳の間，つまり大動脈や頸動脈の動脈硬化の粥腫が破綻することで粥腫の成分が流れて脳の血管を閉塞することで生じます．
- 症状のない頸動脈硬化は，脳梗塞などが起こるかどうかを高い確率で予測することはできませんが，一方で脳梗塞の原因にはなりえます．ややこしい話ですが，頸動脈エコーで動脈硬化を見つけたからといって必ずしも脳梗塞になる心配をみんなにする必要はないのですが，一部の人ではやっぱり脳梗塞になってしまう可能性があるということです．

それでは頸動脈エコーで動脈硬化を認めたらどうするか？

- まず**心血管疾患がないかどうかスクリーニング**します．患者さんによく症状を聴き，狭心症がないかどうかチェックします．無症候性のこともありますので，心電図，運動負荷心電図検査でスクリーニングします．
- 下肢閉塞性動脈硬化症の合併も多く認められます．間欠性跛行などの症状がないかよく聴き，下肢動脈の脈拍触知を確認したり，ABI を測定したりすることをお勧めします．
- これまでに脳梗塞を生じたことがないか，脳の検査も合わせて

行います．
- 頸動脈硬化があり狭窄病変となっている場合には脳血流の評価が必要となりますので，専門医にコンサルトして下さい．

頸動脈硬化の治療は？

- 全身の動脈硬化性疾患の一部を見ていることになりますので，心血管イベント発症予防のため，血圧，血清脂質，血糖値などその他の心血管イベントリスクの改善に努めます．抗血小板薬，スタチンなどの投与は有用と思います．
- 頸動脈硬化が有意狭窄病変となっているようであれば，以下に示す頸動脈の血行再建術を検討します．

頸動脈硬化を認めたらどのくらいの頻度で頸動脈エコーを行えばいいか？

- 頸動脈硬化の指標であるIMTの増加率は，心血管イベントのリスクとは相関しないことが知られています．ですから，必ずしも毎年のように頸動脈エコーをする必要はないようです．
- でも患者さんも心配で，「大丈夫ですか」と聞かれると，つい毎年のように検査をしてしまいます．

脳梗塞や一過性脳虚血発作の原因が頸動脈狭窄であったら

- 頸動脈内膜剥離術（carotid endaterectomy：CEA）や頸動脈ステント（carotid artery stenting：CAS）による頸動脈・脳血流再建術を行います．

- **CEAやCASは，症候性ならば50％以上の狭窄，無症候性ならば75％以上の頸動脈狭窄が適応**とされています．一般的に

は脳血流が不足していることを核医学検査（脳血流 SPECT）などで確認して行います．
- CEA は外科的に頸動脈を切開し，動脈硬化性の粥腫を剥離・切除してくる手術です．周術期の脳梗塞が少なく，歴史的にも確立された治療です．
- 一方で，CAS は比較的新しい治療法で，頸動脈のカテーテル治療です．当初は CEA の高リスク群にのみ行われていました．最近の研究では，症候性の頸動脈狭窄に対する治療では，周術期の無症候性の脳梗塞は CEA に比べ起こりやすいですが，中長期的な成績はどちらの治療にも差がなく良好とのことです．
- 心臓では急性冠症候群という概念が確立されています．冠動脈の粥腫破綻により血栓形成を生じ，冠血流が急速に悪化し，不安定狭心症や急性心筋梗塞を生じる，というものです．急性冠症候群に対しては積極的な冠動脈カテーテル治療が推奨されています．それ以外の安定した動脈硬化性の冠動脈狭窄によって生じる安定型労作性狭心症では，十分な薬物療法が第一選択となっています．
- 頸動脈でも同じような現象が生じているものと思いますが，急性期の CEA や CAS はまだあまり行われていません．今後行うようになっていくのかもしれません．

TAKE HOME MESSAGE

- 頸動脈硬化は心血管イベントの危険因子です．
- 高血圧，糖尿病，脂質異常症などの心血管イベントのリスクの高い患者さんには頸動脈エコーをお勧めします．
- 頸動脈硬化が狭窄病変であり，脳梗塞，一過性脳虚血発作の原因であれば，CEA や CAS を検討します．

文　献
1）Polak JF, et al. N Engl J Med. 2011; **365**: 213-221
2）Yadav JS, et al. N Engl J Med. 2004; **351**: 1493-1501
3）Gurm HS, et al. N Engl J Med. 2008; **358**: 1572-1579
4）Bonati LH, et al. Lancet. 2015; **385**: 529-538

29 CTによる冠動脈検査は信用できるか？

結論から先に

- CTによる冠動脈検査（以下，冠動脈CT）の診断能については，数多くの論文が報告されています．有病率により異なりますが，概して感度が90％，特異度が90％，陽性的中率が80％，陰性的中率が95％程度です．これらの報告の多くは64列CTによる結果ですが，現在は128〜320列CTも数多くの装置が稼働しており，これら「いまどき」のCT装置は64列CTの診断能を上回っています．
- 感度，特異度ともに非侵襲的検査としては十分高いのですが，中でも陰性的中率が高いのが特徴です．

> **冠動脈CTで異常がなければ，**
> **器質的な冠動脈疾患はまず否定できる**

と言うことができます．

- 少なくとも「除外診断」目的として行われていた冠動脈造影の代用は十分可能であり，より非侵襲的で安全であるメリットは大きいです．
- ただし石灰化が強い場合や，頻脈，不整脈，息止め困難などの場合は，診断能が低下して，冠動脈造影が必要となることがあります．また，冠動脈攣縮による狭心症は診断できないことに注意が必要です．

どういう患者さんでこの検査を行うべきか？

- 胸痛や胸部圧迫感があり，あるいは心電図異常により虚血性心疾患が疑われる方は冠動脈CTの適応があります．
- ガイドライン[1]では，初めに運動負荷心電図による検査が推奨されますが，十分な運動負荷のできない場合や検査結果が不明確な場合は，冠動脈CTの良い適応です．
- また，症状はなくても糖尿病がある方，脂質異常症，喫煙歴，高血圧，肥満など危険因子を複数有している方は虚血性心疾患の発生率も高く，早期発見することにより適切な早期治療を行うことができます．カテーテル検査が不安な方もCTなら受けてもらえる場合があります．

検査を依頼するときに，どのような注意が必要か？

- 一般的な造影CTと同様に，造影剤アレルギー，高度の腎機能障害，妊娠の可能性などの注意が必要です．冠動脈CTでは，前投薬としてβ遮断薬や硝酸薬が使用されますので，これらの薬剤の禁忌についても注意が必要です．
- 頻脈，不整脈，息止めの困難な方では画質劣化により診断能が低下することがあります．しかし，「いまどき」の冠動脈CTは装置によって特徴があり，撮影にあまり支障のないこともあります．
- 320列CTは頻脈でなければ1心拍での検査が可能であり，心房細動や不整脈でも問題なく撮影できる場合がありますし，息止め困難な患者さんでも呼吸の影響をほとんど受けずに撮影できる場合（図1）があります．また，2管球型のCTでは80回/分以上の頻脈でもβ遮断薬なしで検査が可能です．

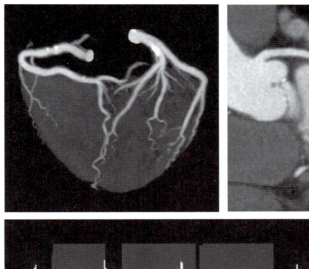
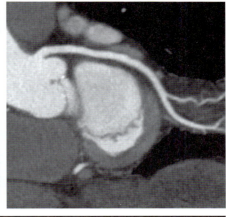
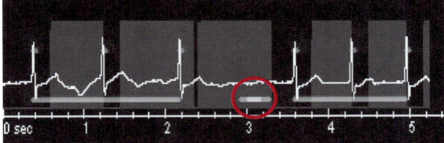

図1 不整脈（心房細動），息止めなしでの冠動脈 CT（320 列 CT）
心電図上の○部分のデータのみで画像を作成しました．

冠動脈 CT の被曝や造影剤は，他部位の CT と比べて多いか？

- 「いまどき」の冠動脈 CT は装置や撮影法の進歩により，従来の胸部 CT よりも少ない被曝量で検査を受けることができ，装置や撮影法によっては 1 mSv 以下という低被曝での検査も可能です．
- また造影剤も少なくてすむようになり，装置や検査法によりますが，被曝量および造影剤量ともにもっとも少ない造影 CT の1つです．

- 大幅な被曝低減や造影剤量の低減により，スクリーニング検査としての冠動脈 CT の位置づけは変わりつつあります．

戻ってきたレポートの解釈として注意する点は？

- 冠動脈 CT では検査の質（きれいに撮影できていること）が非常に重要です．ブレやアーチファクトにより画質が低下していれば，診断そのものが信用できなくなってしまいます．多くの場合は，レポートの記載や添付画像データなどから確認できます．
- 装置や検査法にもよりますが，70 回/分以上の頻脈，不整脈，10 秒程度の息止め困難，body mass index（BMI）として 30 を超えるような高度肥満があると，画質が低下する原因となります．
- また，石灰化や金属によるアーチファクトが高度であれば，画質は低下します．冠動脈 CT で問題となる金属アーチファクトとしては，胸骨ワイヤー，ペースメーカーリード，人工弁などが影響します．
- 石灰化が強い場合には，石灰化した部位での冠動脈内腔の評価は困難です．石灰化の程度については石灰化スコアが参考になります．

石灰化スコアにはどういう意味があるのか？

- 石灰化スコア（agatston score）は冠動脈の石灰化を定量評価する方法の 1 つであり，石灰化の CT 値を 4 段階に重みづけして石灰化の面積との積和で算出します．
- 冠動脈 CT に必須ではありませんが，単純 CT から算出できるため実施している施設は多く，一般的に 400 を超えれば高リス

表1 冠動脈CTと冠動脈造影の狭窄度分類

冠動脈CTの狭窄度	冠動脈造影の狭窄率
正常　：プラーク，内腔狭窄ともに認めない	0%
軽微　：25%未満の狭窄を伴うプラーク	25%：25%以下の狭窄
軽度　：25〜49%の狭窄	50%：26〜50%の狭窄
中等度：50〜69%の狭窄	75%：51〜75%の狭窄
重度　：70〜99%の狭窄	90%：76〜90%の狭窄 99%：90〜99%の狭窄
閉塞	100%

クで冠動脈疾患の罹患率が高いとされます．また石灰化スコアがゼロだからといって石灰化がないとは限りません（Column参照）．

- 冠動脈CTでは高度石灰化があれば評価が困難であり，診断能が低下します．症例により個人差がありますが，一般的に石灰化スコアが400を超えると，十分な診断ができなってくるとされます．
- 石灰化スコアが高い場合は冠動脈造影を選択すべきという意見もありますが，実際には有意狭窄病変を否定できる場合や非石灰化部分の病変を指摘できる場合も多く，極端な高度石灰化の場合を除いて診断的価値はあります．

狭窄度の評価は信用できるか？

- 冠動脈造影と比べて空間分解能がよくないので，「狭窄率：何％」という数字での細かい評価はあまり意味がありません．評価対象の下限となる直径2 mmの小さな血管では，もっとも薄い0.5 mmスライス厚でも4スライス分でしかありません．
- ガイドライン[2]では，正常，軽微，軽度，中等度，重度，閉塞という6段階のグレード分類での評価を推奨しています（**表1**）．

- 冠動脈造影では一般的に75％以上の狭窄が有意狭窄とされますが，実測での51～75％を「75％狭窄」と評価します．冠動脈CTでは50％以上の中等度狭窄を有意狭窄として評価すると，冠動脈造影での「75％狭窄」に相当します．
- 実際には有意狭窄かどうか評価がむずかしい場合もあり，軽度～中等度狭窄といった表現をすることもあります．
- 閉塞と重度狭窄の区別はむずかしく，CTで内腔が指摘できなくとも冠動脈造影ではわずかな内腔が認められることもあれば，完全閉塞でもCTで閉塞部より末梢が造影されていることもしばしば経験されます．

プラーク性状の診断は信用できるか？

- 冠動脈CTでは，プラークを石灰化プラーク，非石灰化プラーク，混合型プラークの3つに分類します．冠動脈造影では高度な石灰化でないと指摘がむずかしいですが，CTでは細かな石灰化や非石灰化プラークを特別な処理なく描出できる特長があります．
- CT値が低いプラークはソフトプラーク，あるいは脂質に富むプラークとして不安定プラークの特徴の1つとされます．しかし，CT値は様々な撮影側の要因で影響を受けやすく，また病理学的あるいは生化学的検査と必ずしも相関しないことから，非石灰化プラークの性状をCT値から分類することには限界があります．
- 潰瘍形成や解離などの形態的特徴も重要ですが，石灰化と潰瘍形成は区別がむずかしい場合があり，単純CTによる確認が必要となる場合があります（Column参照）．

不安定プラークの診断は信用できるか？

- 脂質に富み，被膜の薄いプラークは破綻しやすい不安定プラークと言い，血栓を生じて心筋梗塞を起こす原因となります．必ずしも狭窄度は高くない場合もあり，プラークが破綻するまで無症状のこともあります．冠動脈CTではプラークが描出できるため，不安定プラークが検出できれば非常に有用ですが，必ずしも十分でないのが現状です．
- 冠動脈CTでは，陽性リモデリング（内径がある程度保たれたままプラークが血管外方へ突出），プラーク内の小さな石灰化（3 mm以下），低濃度プラーク（30 HU以下），ring-like sign（プラーク外側の高濃度域）が特徴とされますが，実際には微細な石灰化やプラーク性状の評価はむずかしいので注意が必要です．

Take Home Message

- 冠動脈CTは非侵襲的検査としての診断能は十分に高く，冠動脈疾患を否定したいときの信頼性は高いです．
- 「いまどき」の冠動脈CTは，装置や撮影法の進歩により被曝・造影剤量ともに大幅に低減しています．
- 最大の欠点は高度石灰化により診断能が低下することです．

Column 石灰化の不思議なふるまい

1. 石灰化スコアゼロでも石灰化あり？

- 石灰化スコアでは，標準的には3 mmスライス厚の単純CTでCT値130 HU以上を石灰化として検出します．

- CT 値が 130 HU 以下でも石灰化としては認識することができますし，3 mm スライス厚では検出できなくても，1 mm スライス厚以下の元画像で観察すれば石灰化を認識することができる場合もあります．
- 石灰化スコアがゼロで狭窄病変の存在する場合は，このような検出されていない石灰化が存在することもありますが，実際にはまったく石灰化の認められない場合でも狭窄病変の存在することがあり，石灰化スコアがゼロだから絶対安心というわけではありません．

2．石灰化はカメレオン？

- CT で石灰化といえば，高吸収で「白く」描出されると思いがちです．しかし冠動脈 CT では冠動脈内腔は造影され 300 HU 以上の CT 値となりますので，軽度の石灰化は相対的に「黒く」描出されます．
- また，中等度の石灰化は造影剤と同じ程度の CT 値となるため，まるでカメレオンのように造影効果とまったく区別できなくなる場合があります．
- いずれの場合でも，単純 CT を見れば，石灰化は白く描出されていますので確認することが可能です．

文　献

1) 日本循環器学会：循環器病の診断と治療に関するガイドライン，冠動脈病変の非侵襲的診断法に関するガイドライン．
   <http://www.j-circ.or.jp/guideline/pdf/JCS2010_yamashina_h.pdf>（2015 年 3 月 31 日，日本循環器学会 HP 閲覧，最新情報は http://www.j-circ.or.jp/guideline/ をご確認下さい）
2) Raff GL, et al. J Cardiovasc Comput Tomogr. 2009; **3**: 122-136

30 肺塞栓症を疑うとき

結論から先に

- 肺塞栓症（pulmonary embolism：PE）は，肺動脈の閉塞によって肺循環障害や右心系圧上昇をきたし，低酸素血症・血圧低下を起こす致死的疾患です．
- 問診・診察所見で肺塞栓に特異的なものはありませんが，呼吸苦と胸痛は肺塞栓の患者さんに高頻度に認められます（**表1**）．
- 呼吸苦や胸痛を訴える患者さんに，まず肺塞栓を疑うことが重要です．

肺塞栓が鑑別診断に挙がったら

- 肺塞栓の9割以上は下肢深部静脈血栓症（DVT）が原因です．DVTの既往が分かっていれば肺塞栓診断のヒントになります（p165「24．痛い足に出会ったら？」参照）．
- 問診・診察で，肺塞栓の検査前確率を推定する評価法はいくつかありますが，Wells criteria for PE（**表2**）が有名です．
- 検査前確率が高くなければ，Dダイマーを測定します．DVT

表1　急性肺塞栓の自覚症状

呼吸困難	72%	動悸	22%
胸痛	43%	咳嗽	11%
冷汗	25%	発熱	10%
失神	22%	血痰	6%

［文献2を改変して引用］

表2 Wells criteria for PE

・肺塞栓あるいは下肢深部静脈血栓の既往
・心拍数＞100回/分
・最近の手術あるいは長期臥床
・下肢深部静脈血栓の臨床的徴候
・肺塞栓以外の疾患が否定的である
・血痰
・がん

0～1	低リスク
2～6	中リスク
7～	高リスク

［文献3を改変して引用］

のときと同じく，Dダイマーは肺塞栓においても高い陰性的中率を持ちます．Dダイマーが陰性なら肺塞栓の可能性は低くなります．
- 肺塞栓は致死的疾患なので，検査前確率が高ければ，過剰診断を恐れずに精査を進めます．

確定診断には何を用いるか？

- 確定診断法には，シンチグラフィやカテーテル造影検査などありますが，迅速性・侵襲性・精度などの観点から，現在は造影CTがもっとも多く用いられています．造影CTでは残存DVTの有無を同時に確認できます（**図1**）．
- 重症肺塞栓症の患者さんでは心肺停止，あるいはそれに近い状態であることも多いので，CT施行のタイミングには考慮が必要です．「CTは死のトンネル」とされるように，基本的には循環動態の安定がCTより優先されます．

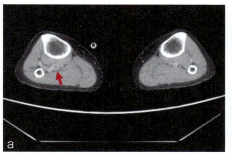
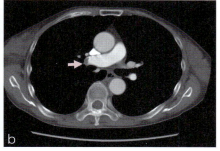

図1　CT
a. 下肢深部静脈血栓の CT：右下腿静脈に血栓を認めます．
b. 肺動脈血栓の CT：右肺動脈に血栓閉塞を認めます．

具体的には何をするか？

- 肺塞栓への対応は，

① 循環動態の安定
② 肺塞栓再発の防止

です．
- 循環動態の破綻があれば，その対応が優先されます．酸素投与やカテコラミン投与で改善が困難であれば，PCPS（percutaneous cardiopulmonary support，経皮的心肺補助装置）の装着が必要です．
- 肺塞栓の再発は，予後に大きく影響します．
- 肺塞栓再発予防の基本は抗血栓療法です．急性期のヘパリンによる抗凝固療法は，予後改善のエビデンスが明確であり，治療の第一選択となります．
- モンテプラーゼなどによる血栓溶解療法は重症肺塞栓症で用いられますが，出血の合併症も無視できず，症例を選択する必要があるため，使用経験の豊富な医師による施行が望まれます．

慢性期の抗凝固療法

- 急性期を乗り切ると,肺塞栓の致死率は大きく下がります.
- ヘパリンは内服の抗凝固薬(現在,日本での適応はワルファリンのみ)に切り替えますが,その至適継続期間に関して明確な結論はありません.
- 抗凝固療法期間が長いほど,出血のイベントは増大し,DVT再発イベントは減少します.
- わが国のガイドラインでは,少なくとも3ヵ月,DVT再発のハイリスク群にはより長期間の抗凝固療法が推奨されています[1].

下大静脈(IVC)フィルターは必要か?

- 肺塞栓の予防目的に使用されるのが,下大静脈(inferior vena cava:IVC)フィルターです.
- 膝より上に残存DVTがなければ,適応はありません.
- 2005年に報告された,大規模臨床試験PREPIC(Prevention du Risque d'Embolie Pulmonaire par Interruption Cave)の結論によると,IVCフィルターは,
  ①生命予後改善効果はない
  ②急性期の肺塞栓は予防する
  ③遠隔期のDVT発症率が高まる
  とされています.
- IVCフィルター留置することによるメリットが,デメリットを上回る患者さんを選択することが重要です(**図2**).
- わが国のガイドラインでは「**抗凝固療法ができない,あるいは効かないDVT症例**」を絶対適応としています.

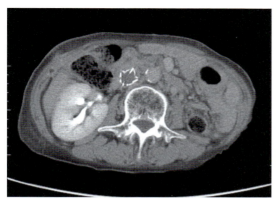

図2 フィルター内血栓閉塞

回収不能だったIVCフィルター内が血栓閉塞し，下大静脈閉塞を起こしました．

DVTが残存している患者さんの安静度はどうするのか？

- 明確な結論はありません．Aissaouiらのメタ解析では，早期離床群とベッド安静群では死亡率，肺塞栓再発率に差はなかったと結論しています．
- しかし，中枢性の巨大浮遊血栓をもつ患者さんを急性期から自由に歩かせるのには，心情的に抵抗があります．

TAKE HOME MESSAGE

呼吸苦，胸痛を訴えるすべての患者さんに肺塞栓を疑いましょう．

文　献
1）日本循環器学会：循環器病の診断と治療に関するガイドライン，急性および慢性心筋炎の診断・治療に関するガイドライン（2009年改訂版）<http://www.j-circ.or.jp/guideline/pdf/JCS2009_izumi_h.pdf>（2015年3月31日，日本循環器学会HP閲覧，最新情報はhttp://www.j-circ.or.jp/guideline/ をご確認下さい）
2）岡田　修ほか．Ther Res. 2001; **22**: 1481-1486
3）Wells PS, et al. Thromb Haemost. 2000; **83**: 416-420

31 肺炎か心不全か分からないとき

結論から先に

- 本項のポイントは次の2つです．

> ① 何はともあれ身体所見
>   （Ⅲ音，Ⅳ音，頸静脈怒張など特異度重視の診察を！）
> ② X線所見を入念に確認
>   （浸潤影，肺血管陰影，心拡大，胸水など）

- 肺炎と心不全は日常診療でよく見かける疾患で，合わせ技でやってくる患者さんも多く見受けます．そこで常に問題になるのが，肺炎と心不全のどちらがメインなのかです．ここで大事なことは，特異度の高い所見を集めて，的確な診断に結びつけていくことです．

- なお，ここでいう心不全は，非代償性の心不全を指すこととします．明らかな肺炎，明らかな心不全で診断に苦慮しない症例は除いて，ここでは心不全の増悪なのか，肺炎なのか困る症例に対してどのようにアプローチしていくかを取り扱うことにします．

具体的にどうするのか？

- 発熱，咳嗽，喀痰が主訴で，X線で浸潤影を認める典型的な肺炎は分かりやすいですが，心疾患をもった患者さんでは，そうはいきません．もとから心拡大があり，足も少し浮腫んでいる

患者さんを循環器外来ではよく見かけます．そんな患者さんが呼吸困難，咳嗽を主訴に受診した際に，肺炎でも受診時に熱が出ていない場合や，白血球やCRPが上昇する前だった場合は，肺炎なのか心不全なのか，すぐに区別できないこともあります．もちろん，肺炎を契機に心不全の急性増悪をきたすことも多いので，判断はよりむずかしくなります．

- では，受診時に肺炎なのか心不全なのか，どう見分ければいいでしょうか．すぐにBNPが測定できないことも多く，いつもBNPを頼りにはできません．

1 特異度の高い所見を探す

- 筆者はまず心不全に特異度の高い所見を探すことから始めています．

- Framingham診断基準にあるような発作性夜間呼吸困難や起座呼吸は感度・特異度はそこまで高くはなく，感度41〜50％，特異度77〜84％あれば心不全はかなり疑わしいけれど，20％はハズレ，なくても心不全は否定できないといった具合です．下肢の浮腫がない心不全の方もいますし，下肢の浮腫も原因は様々です．それだけで心不全とは言えません（感度51％，特異度76％）．労作時の息切れに至っては，感度84％なものの特異度は34％とされ，あまり参考にはならなさそうです．

- では，心不全の診断に役立つ特異度の高い所見とは何でしょう．もっとも心不全に特異度が高い所見はⅢ音と言われています（特異度99〜100％）．過剰心音の1つで，Ⅰ音Ⅱ音の後に聴取される低調成分です．左側臥位で心尖部，ベル型聴診器でよく聴取できます．これがあればまず間違いなく心不全がある，ということになります．ただし，若年では生理的にⅢ音が聴取される場合があることに注意が必要です．

- Ⅳ音も特異度の高い所見で，特異度は97％です．ただし感度は5％と散々です．両者が聴取されるものをギャロップと言いますが，馬の走るような心音が聴取され，非代償性心不全で聴取されるとされています．実際に聴診すると，まさにその通りです．
- 他の所見で参考になるのは頸静脈怒張です．中心静脈圧の上昇を示唆する所見で，重症の肺気腫などで見られることもありますが，座位で認めればまず心不全です．頸静脈怒張は外頸静脈ではなく，内頸静脈の拍動を見ます．
- 臥位で，鎖骨の頭側に動脈とは異なる二峰性の拍動が見えると思います．これが内頸静脈の拍動です．頸静脈怒張は45°座位で確認します．頸静脈怒張の感度は39％ですが，特異度は92％となかなかです．腹部の圧迫により頸静脈怒張を認めるのが abdomino-jugular reflux で，こちらも中心静脈圧の上昇を示唆する所見です（感度24％，特異度96％）．
- この三者が主に特異度の高い所見とされています．一方で，感度の高い所見はないので，心不全を積極的に診断できても，除外できる身体所見は存在しません．その他，一般的に心不全で認められることの多い所見の感度，特異度をまとめたものが**表1**です．

2 行うべき検査は何か？

- 一方，検査はどうでしょう．最近では診察よりも経胸壁心エコーで診断をつけてしまうことが多い印象があります．推定右室圧や，E/e' を測定すれば心不全かどうかはすぐに分かります．しかし，エコーがすぐにできないことも多々あります．それに，エコーなしでは心不全を診断できないのでは困ってしまいます．
- そこで胸部Ｘ線撮影の出番です．これなら大抵の医療施設にあり，簡便にできます．胸部Ｘ線写真で確認できることは，

表1 心不全でみられる所見の感度・特異度

症状・所見	感度	特異度
発作性夜間呼吸困難	41%	84%
起座呼吸	50%	77%
労作時息切れ	84%	34%
疲労感・体重増加	31%	70%
Ⅲ音	13%	99%
Ⅳ音	5%	97%
abdomino-jugular reflux	24%	96%
頸静脈怒張	39%	92%
下腿浮腫	51%	76%
wheeze	22%	58%
湿性ラ音	60%	78%

［文献1より引用］

心陰影，肺血管陰影，間質浮腫，胸水の有無です．
- 心拡大は異常所見ではありますが，心拡大＝非代償性心不全ではありません．しかし，逆に心拡大がなければ心不全の可能性は低くなります（感度74％，特異度76％）．
- 心不全の診断において大事な所見は肺血管陰影の増強です．これは肺うっ血所見で，X線写真で肺門部から頭側に肺血管陰影が追えれば，血管陰影が増強している，肺うっ血があると判断します．進行すると肺胞に水分が滲み出て肺水腫になります．肺うっ血は感度54％，特異度96％，肺水腫は感度6％，特異度99％とされていますので，X線写真でこの陰影があれば左心不全です．ただし，認めなくても心不全は除外できない点に注意が必要です．
- 次に間質浮腫，胸水です．こちらは右心不全の所見です．間質浮腫で有名なのはKerleyのB lineです．肺野末梢で，とくに

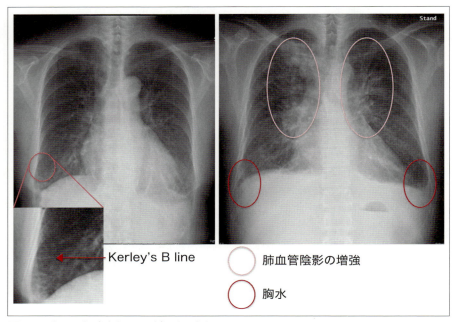

図1　心不全症例のX線所見例

下肺野に認められやすい線状の陰影です．かなり探さないといけないくらい分かりにくく，若干言った者勝ちの雰囲気がある所見ですが，特異度97％と高く有用です．
- 胸水は costophrenic（CP）angle で確認します．CP angle が dull であれば胸水の存在が疑われます．右肺では，minor fissure に胸水が貯留し葉間胸水として見られることもあります．それぞれの実際の症例でのX線所見を**図1**に示します．

個人的な経験で言えば
- これまで出てきた所見がとれればあまり困ることはないかと思います．

- しかし，心不全と診断しても，入院後から発熱，片側性に浸潤影が出てきて肺炎が明らかになる患者さんがいます．身体所見から心不全と診断しても，実は肺炎が隠れているなんてことはたびたび経験しますので，肺炎を否定する所見ではなく，あくまで主病態が心不全かどうか判断する材料として考えていただければ幸いです．
- 結局のところ，多少なりとも肺炎も疑われる場合には肺炎の治療も並行して行っています．

こんな患者さんがいました

- さて，ここでは実際に筆者が経験した患者さんについてお話ししたいと思います．

> **症 例**
>
> 　患者さんは60代男性でした．糖尿病で加療中だった方です．1ヵ月前から横になって眠れないという方でした．研修医の先生が一生懸命診察して検査も出してくれましたが，BNPは休日で測定できませんでした．下肢の浮腫はなく，心胸郭比（CTR）53％で心拡大もわずかで胸水もなく，酸素化もそれほど悪くありませんでした．研修医が困って，コンサルトしてきました．診察の結果，過剰心音，頸静脈怒張を認め，心不全の診断となりました．ちなみに本症例では，入院翌日に中等度発熱を認め，胸部X線で軽度の浸潤影も出現し，肺炎の合併が明らかとなりました．

- 実際に日常診療で困るのはこのような症例かと思います．ここでお話しさせていただいた内容が今後の診療にお役立ちできれば幸いです．

TAKE HOME MESSAGE

- 心不全の否定は困難です．心不全が診断できる所見を探しましょう．
- X線は最低でも座位で撮影します．肺血管陰影を評価できるようにしましょう．

文　献
1) Simel D, Rennie D. Does this dyspneic patient in the emergency department have congestive heart failure? The Rational Clinical Examination: evidence-based clinical diagnosis (Jama & Archives Journals), McGraw-Hill Professional, NewYork, p195-207, 2008

32 冠危険因子の数はどういう意味があるのか？

結論から先に

- 狭心症や心筋梗塞といった虚血性心疾患に関わるにあたっては，冠危険因子なくして語ることはできません．
- 冠危険因子を1つも有していない人が虚血性心疾患を発症することはそう多くはないですし，逆に冠危険因子を多数有している人ほど発症する可能性は高いでしょう．
- ただし，有している冠危険因子の数が少ないからといって虚血性心疾患の可能性が低いとは言えません．現実的には，

> **冠危険因子をわずかでも有していたら**
> **虚血性心疾患の可能性は否定しえない**

と判断します．

- とはいえ，冠危険因子の数が多くなると，相乗効果もあり虚血性心疾患の発症頻度も高くなります[1]．したがって，冠危険因子を数多く有する症例においては，

> **発症頻度を低下させるために**
> **改善しうる冠危険因子はコントロールする**

というのが適切な対応です．

表1　冠危険因子

①高血圧	⑤肥満
②糖尿病	⑥家族歴
③脂質異常症	⑦性別
④喫煙歴	⑧年齢　など

いわゆる冠危険因子の種類

- 冠危険因子としては，**表1**にまとめたものが教科書的には挙げられます．
- ただし，これらすべてが対等ではありません．例えば，性別や年齢は患者さん自身の努力や第三者の介入により制御できるものではありません．ただ漠然と，「虚血性心疾患の可能性が高い傾向にある」といった程度の解釈になる因子でしょう．
- また，肥満や家族歴は高血圧や糖尿病，脂質異常症とも関わる因子ですので，危険因子としての独立性はやや劣るかもしれません．
- となると，残る高血圧，糖尿病，脂質異常症，喫煙歴が注目されます．これらはいずれも，本人あるいは第三者の介入により改善しうるという特徴があります．さらに，改善に伴い虚血性心疾患発症の危険性が低減することが期待できます[2]．
- 一口に冠危険因子といっても，その意義や重要性は異なります．この点に注目しつつ病態を把握することが大切です．

慢性腎臓病（CKD）と虚血性心疾患

- その昔は腎機能障害と言えば，「心臓カテーテル検査の実施に際して造影剤使用に制約がある」といった程度の認識しかされていませんでした．しかし，近年慢性腎臓病（CKD）という

疾患の概念が構築されると，虚血性心疾患に対する危険因子としても認識されるようになりました．
- CKDの重症度進行に伴い虚血性心疾患発症の危険度も上昇することが示されています．したがって，CKDの治療はその進行を抑えることですが，ひいては虚血性心疾患の発症リスクの抑制につながります．
- 昔から言われている冠危険因子にCKDは含まれていませんが，現在ではCKDも冠危険因子の1つとしてとらえ，虚血性心疾患との関係にも注意を払うことが大切です．

脂質異常症の重要性

- 数ある冠危険因子の中でも，現在一番注目されているのは脂質異常症，とくに高LDLコレステロール血症です．
- かつて高脂血症という用語が一般的に使用されていた時代から，脂質の異常値が動脈硬化に対してリスクになるということも認識はされていました．しかし近年，その中でもLDLコレステロールの値が重要視されるようになりました．数々の大規模臨床試験の結果を総括した結果，LDLコレステロールを下げれば下げるほど冠動脈プラークの増加を抑制できる，とくにLDLコレステロールを80 mg/dL以下にするとプラークを退縮できる，という意見が出ています（**図1**）．
- それとともに，HMG-CoA還元酵素阻害薬，いわゆるスタチンの登場により虚血性心疾患治療が大きく変化しました[2]．スタチンが登場した当初は，単に脂質の代謝を改善する効果しか認識されていませんでした．しかしその後，スタチンの投与により動脈硬化そのものが改善する効果が期待されるようになりました．

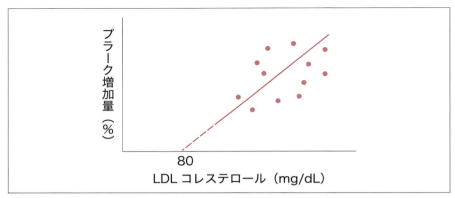

図1 LDLコレステロール値とプラーク量の変化の関係
各種大規模臨床試験の結果を総合すると，グラフのような関係となります．近似直線からは，LDLコレステロールを80 mg/dL以下に低下させるとプラーク退縮が期待できることが示唆されます．

- さらに，スタチンには不安定プラークの安定化作用があるという期待もされています．不安定プラークは急性冠症候群（ACS）発症の原因ですが，不安定プラークの存在が疑われたら，LDLコレステロール値にかかわらず早期からスタチンが投与されることが多いです．
- LDLコレステロール値の直接測定法には，検査系によりばらつきが生じるなどの問題がありますが，LDLコレステロール値とプラーク量変化の関係が示されており，LDLコレステロール高値に対してはスタチン投与による直接介入も可能であることを鑑みると，少なくともLDLコレステロール値を常に意識しておくことは必須です．

虚血性心疾患の一次予防と二次予防

- 虚血性心疾患という観点から一次予防と二次予防について語ると，
    ① 一次予防は冠危険因子を有する患者さんにおいて早期から改善を図り，虚血性心疾患発症を未然に防ぐこと
    ② 二次予防は虚血性心疾患に対して経皮的冠動脈インターベンション（PCI）や冠動脈バイパス手術（CABG）などの血行再建術を施行した後に新規病変や再狭窄の出現を防ぐこと
  となります．
- とくに二次予防は重要です．PCI や CABG を実施して心筋虚血の解除を図っても，二次予防がなされず再狭窄や新規病変が出現しては，せっかくの血行再建術が無に帰してしまいます．虚血性心疾患といえばとかく PCI や CABG のみが注目されますが，予後改善という観点からはむしろ二次予防がより重要です．
- もちろん，一次予防も大切です．虚血性心疾患，とくに心筋梗塞を発症すると，その後の予後は確実に悪化します．とすれば，リスクの高い患者さんを把握し，早期から対処して虚血性心疾患発症を未然に防げれば，血行再建術を避けられるのみならずその患者さんの予後改善も図れます．
- 虚血性心疾患の一次予防と二次予防のいずれも，実際の対処法は冠危険因子のコントロールです．冠危険因子を的確に把握し，良好なコントロールを図ることが重要です．

全身性動脈硬化性疾患

- 虚血性心疾患のほか，閉塞性動脈硬化症（ASO）や脳血管疾患も，動脈硬化を病態の本質としています．したがって，これらの疾患が共存することは理解に苦しくありません．
- 実際，虚血性心疾患の精査を進めるうちにASOが発覚することはよくありますし，逆にASO精査の一環として冠動脈造影を施行すると有意狭窄を認めることも珍しくありません．
- 現在，上記3種の疾患群をまとめて全身性の動脈硬化性疾患としてとらえる概念が登場しています．一つひとつは表現型こそ違うものの，根本的には動脈硬化という病態をもとに発症した局所の障害であり，局所治療を施行しつつ動脈硬化そのものを治療する必要があると言えます．
- 冠危険因子とはとらえ方が微妙に違いますが，ASOや脳血管疾患を有する患者さんに出会ったら，虚血性心疾患の可能性を念頭に置く必要があります．また，冠危険因子を把握しそれを治療することは，虚血性心疾患の発症率低減のみならず，これらの疾患に対する治療にもつながります．

具体的にどうするか？

- まずは虚血性心疾患に関わる際，意識的に冠危険因子を把握するよう努めることです．その結果，患者さんの病態把握およびリスクの評価が容易になります．この際，CKDやASO，脳血管疾患についても注目します．
- 次に，介入可能な冠危険因子に対して改善を図ることです．具体的には，高血圧，糖尿病，脂質異常症，喫煙への対処が挙げられます．糖尿病や喫煙に関しては，状況に応じて専門外来にての対処も検討します．

- 何よりも重要なのは，患者さんに対する啓蒙活動です．とくに一次予防のまだ虚血性心疾患を実際に発症していない段階では，なかなか冠危険因子コントロールの重要性を認識してもらえません．今後の人生を左右する問題であることも含め，疾患に関して時間をかけてよく話し，理解を得ることから始めます．さもないと，せっかく冠危険因子コントロールの治療を開始しても途中で自己中断し，結果として虚血性心疾患発症に至ってしまう可能性が高くなります．

Take Home Message

- 冠危険因子の数が多いとそれだけ虚血性心疾患のリスクが増大します．
- 冠危険因子の改善を図ると虚血性心疾患発症のリスクが低減します．とくに二次予防という観点からは重要です．
- 各種冠危険因子の中でも脂質異常症，高 LDL コレステロール血症は注目すべきです．スタチンを用いた積極的治療が望まれます．

文　献
1）Nakamura T, et al. Circ J. 2001; **65**: 11-17
2）Nakamura H, et al. Lancet. 2006; **368**: 1155-1163

33 「何となくアスピリン」でいいか？

結論から先に

- 心筋梗塞・狭心症，脳梗塞，末梢動脈疾患などが明らかな場合は，二次予防としてアスピリンをはじめとする抗血小板薬をほぼ必ず使います．
- 心筋梗塞や脳卒中の一次予防としてのアスピリンの服用に関しては，いまだ議論の分かれるところではありますが，多くの場合推奨されないようになっています．
- 個人的な経験としても，上述のような疾患の一次予防としては，アスピリンは原則使用しない場合が多いです．ただし，（後述するように）リスクファクターが多く，無症候性ではあるものの中等度以上の動脈硬化の存在やその進行が確認されている症例など，この人は危ないという"医師の勘"が働いた場合は使用するようにしています．

心血管イベント予防のため何となくアスピリンを投与してもいいのか？（二次予防）

- 冠動脈疾患，脳血管疾患などの症例では，アスピリンの長期投与により，心血管イベントリスクを約20〜40％低下させることが多くの研究で証明されており，二次予防におけるアスピリン介入のベネフィット（心血管イベント抑制）はリスク（消化管あるいは頭蓋内出血）を実質的に上回ったとされています．
- これを受け，わが国のガイドライン『循環器疾患における抗凝

固・抗血小板療法に関するガイドライン（2009年改訂版）』でも，心筋梗塞・狭心症，脳梗塞，末梢動脈疾患などが明らかな場合のアスピリン投与はすべてクラスⅠに位置づけられています．

心血管イベント予防のため何となくアスピリンを投与してもいいのか？（一次予防）

- Physician's Health Study や Primary Prevention Project などの大規模試験により，低用量アスピリンが一次予防として心血管死を抑制する可能性が示唆されて以来，心血管疾患の一次予防としても比較的気軽に，あるいは何となくアスピリンが投与されがちです．
- しかし，年間3〜4％の症例に血栓性イベントが起こるとされている二次予防の患者さんに対し，一次予防の患者さんのそれは約1％と低く，このような症例において，抗血小板薬が出血性危険度を上回る絶対的有用性を示すことができるか否かについては議論が分かれてきました．
- この議論に一定の方向性を示したのが，2009年にLancetで発表されたメタ解析です[1]．この研究では，6つの無作為化比較試験に登録された95,000例におけるアスピリンの一次予防効果の検証を行ったところ，全重症血管イベントが対照群の0.57％/年に対しアスピリン服用により0.51％/年に減少していたものの，そのほとんどは非致死性心筋梗塞の減少によるものでした（図1）[1]．大出血イベントは逆に対照群の0.07％/年から0.10％/年に有意に増加していました．
- 前述の報告を含め多くのメタ解析では，出血性合併症の増加を超える抗血栓のメリットは明確ではありませんでした．そして，性別，年齢，血圧，心血管リスク，糖尿病の有無によってリス

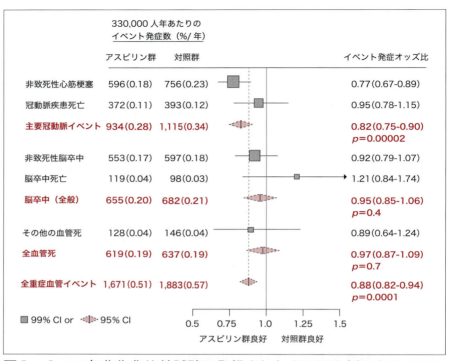

図1 6つの無作為化比較試験に登録された95,000例におけるアスピリンの一次予防効果の検証結果

330,000人年あたりのイベント発症数（カッコ内は％）では，全重症血管イベントが対照群の0.57％/年に対しアスピリン服用により0.51％/年に減少していました（イベント発症オッズ比0.88）．ただし，そのほとんどは非致死性心筋梗塞の減少によるもので，（図にはないが）大出血イベントは逆に対照群の0.07％/年から0.10％/年に有意に増加していました．

［文献1より引用］

クの程度は変わらず，健康成人に対する一次予防としてのルーチンでのアスピリン使用は勧められないとの結論を示しました．
● この流れを決定づけたのが，2014年の米国食品医薬品局（FDA）の一般市民向けの見解で，「心筋梗塞や脳卒中の一次予防とし

てのアスピリン服用は推奨しない」というものです．これは，FDA が入手可能なデータをレビューした結果，心臓発作や脳卒中の一次予防としてのアスピリンの使用はエビデンスに裏付けられていないと判断されたためのようです．
- 一方で，わが国のガイドラインはどうでしょうか？『虚血性心疾患の一次予防ガイドライン（2012年改訂版）』では，アスピリンに関するデータやエビデンスの記載はほとんどなく，「NIPPON DATA80 によると，高齢，高血糖，高血圧など多数の危険因子が集積しなければ冠動脈疾患リスクは10％を超えず，アスピリン投与の恩恵に預かるのは，（多くの危険因子を有する）高リスク症例で，上部消化管出血のリスクが低い場合に限定される」となっています．
- また，脳梗塞一次予防に関しても抗血小板薬が有効であるとするエビデンスはほとんどなく，『脳卒中治療ガイドライン 2009』では，「無症候性頸動脈狭窄に対しては，リスクファクターの管理と**必要に応じて**抗血小板療法を行う」という表現に留まっています．
- さらに，アテローム性動脈硬化症リスク因子を有する高齢日本人の患者さん 14,464 例を対象に，低用量アスピリンの心血管イベント予防効果を無作為化臨床試験で検証した Japanese Primary Prevention Project（JPPP）試験の結果がつい最近公表されました[2]．その結果，複合主要評価項目（心血管死，非致死性脳卒中・心筋梗塞）の 5 年累積発生率に有意差は見られず，本試験は無益性のため中止されています．
- この結果が今後のわが国のガイドラインに大きな影響を及ぼすことは必至と思われます．

なぜ考え方が変わったか？

- 二次予防はともかく，一次予防でのアスピリンの使用に関する考え方が大きく変わったのはなぜでしょうか？ 一番の理由は，以前には様々な臨床研究で有効性が証明されていたのが，最近の研究やメタ解析ではネガティブな結果になってしまったからです．
- この原因としては色々考えられますが，スタチン，レニン・アンジオテンシン系阻害薬，β遮断薬，あるいは糖尿病治療薬などによるリスクそのもののコントロールや動脈硬化そのものの加療が厳密に施行されるようになったからだと考えます．
- すなわち，前述の薬剤によるリスクの管理や炎症の抑制が徹底的になされた場合は，最終段階のみを抑える抗血小板薬の意義は低くなるということです．逆に，一度虚血性イベントを起こしている場合は，動脈硬化の進行がすでに最終段階（プラーク破綻しやすい状態）にきており，再発予防には抗血小板薬が有用であるのかもしれません．

個人的な経験で言えば

- では，どのような患者さんにアスピリンを一次予防として用いるべきなのでしょうか？ 現時点で集積されているデータからは明確な答えは得られていません．前述のガイドラインから「**動脈硬化進展などの確証が得られた高リスク症例で，消化管出血のリスクが低い場合**」というのが妥当なところだと思います．

- 個人的な意見ではありますが，

> まず出血性リスクが低いということが大前提で，
> ①動脈硬化のリスクをたくさん抱えており，降圧薬，スタチン，糖尿病治療薬などを投与しても十分なコントロールができない症例
> ②高リスクで冠動脈造影や冠動脈CTなどで有意狭窄はないものの明らかに動脈硬化病変が目立つような症例
> ③高リスクで無症候性の頸動脈狭窄が確認され，経時的に増大傾向である症例

　などがアスピリンを一次予防として投与してもいい症例かと思います．
- また，糖尿病のみの高齢者で症状もないが，本人以外の家族はほとんどが冠動脈疾患（とくに心筋梗塞）を有している場合などは，"医師としての勘"を頼りに使用することもあります．

Take Home Message

アスピリンの必要性は，二次予防と一次予防でまったく違います．
- 心筋梗塞や脳梗塞などの既往があれば，禁忌でなければ，二次予防としてアスピリンをはじめとする抗血小板薬を使うべきです．
- 心血管疾患の一次予防のためのアスピリンは，使うべき必然性がある場合に限って使ってもいいと思われます．

Column アスピリンのがん予防効果は？

- アスピリンは不思議な薬です．もともとは 100 年以上前から解熱鎮痛薬として世界中で使われてきたのですが，約 40 年前，少量を使うことで血栓をできにくくし，心筋梗塞や脳卒中を予防する薬として脚光を浴びるようになりました．そして，最近では何とがん予防効果があることが多数報告されています．
- 中でも，英オックスフォード大のチームの研究が有名で，2010 年に医学誌 Lancet に掲載された研究[3]では，アスピリンを 5 年以上服用した人は，服用しない人に比べ大腸がんによる死亡率が 30％以上減ったことが報告されています．
- この理由としては，アスピリンの抗炎症効果が細胞のがん化を防いでいると考えられており，とくに大腸がんの患者さんでは COX-2 が高頻度で発現していることから，アスピリンの持つ COX 阻害作用が功を奏していると推察されています．
- その後発表された臨床研究やメタ解析でも，アスピリンのがん抑制効果と死亡率減少効果が証明されており，大腸がん以外にも，食道がん，胃がん，肺がん，前立腺がん，乳がんなど様々ながんの抑制効果が示されています．しかし，いずれの研究においてもアスピリンによる深刻な出血性イベントが少なからず発生しており，安易な使用は行わないようにとのコメントがなされています．
- とは言っても，アスピリンのがん予防効果は本物の可能性が高く，もっともメリットが高くリスクが少ない患者さんの鑑別や投与期間などがはっきりすれば，がん予防のためのアスピリン投与をする日が案外近いのかもしれません．

文献
1) Antithrombotic Trialists'（ATT）Collaboration, Baigent C, et al. Lancet. 2009; **373**: 1849-1860
2) Ikeda Y, et al. JAMA. 2014; **312**: 2510-2520
3) Rothwell PM, et al. Lancet. 2010; **376**: 1741-1750

索 引

欧 文

数字
12 誘導心電図　30, 120
18 誘導心電図　97
24 時間自由行動下血圧　37
320 列 CT　200
Ⅰ群抗不整脈薬　127, 189
Ⅲ音　213
Ⅲ群抗不整脈薬　111, 127
Ⅳ音　214

A
abdomino-jugular reflux　214
ACE 阻害薬　40, 114
ACTIVE W 試験　74
acute coronary syndrome（ACS）　1, 5, 222
AFFIRM 試験　46
agatston score　202
ankle brachial pressure index（ABI）　165
aortic valve stenosis（AS）　113
ARB　40, 114
ARISTOTLE 試験　78
arteriosclerosis obliterans（ASO）　165, 224
asthma-chronic obstructive pulmonary disease overlap syndrome（ACOS）　183
atrial tachycardia（AT）　23
atrioventricular nodal reentrant tachycardia（AVNRT）　23
atrioventricular reciprocating tachycardia（AVRT）　23

B
bare metal stent（BMS）　89
BEAUTIFUL　60
Behçet 病　101
Brugada 型心電図　185
Brugada 症候群　185
Buerger 病　166
β 遮断薬　4, 39, 48, 51, 109, 114, 183
　──到達心拍数　54
　──到達用量　54

C
CAPRICORN 試験　52
CARAF 試験　77
cardiac resynchonization therapy（CRT）　116
carotid artery stenting（CAS）　196
carotid endaterectomy（CEA）　196
CAST　32
CHA_2DS_2-VASc スコア　66
$CHADS_2$ スコア　66
chronic obstructive pulmonary disease（COPD）　114, 179
　──assessment test（CAT）スコア　182
CIBIS Ⅱ　52
combined pulmonary fibrosis and emphysema（CPFE）　183
COPERNICUS 試験　53

coronary artery bypass grafting（CABG）
　4
coronary artery disease（CAD）　169
costophrenic（CP）angle　216
CREDO-Kyoto 研究　11
cryptogenic stroke　70

D
deep venous thrombosis（DVT）　139,
　159, 207
DIG 試験　45
door to balloon time（DTB）　98
drug coating balloon（DCB）　90
drug eluting stent（DES）　2, 87
dual antiplatelet therapy（DAPT）　88
D ダイマー　162

E
endovascular aortic repair（EVAR）　106
endovascular treatment（EVT）　168

F
Framingham うっ血性心不全診断基準
　15
Framingham 研究　194

H
heart failure with preserved ejection
　fraction（HFpEF）　16, 115
heart failure with reduced ejection
　fraction（HFrEF）　114
HEART スコア　97
HIJAMI registry　10
Holter 心電図　120

I
implantable cardioverter-defibrillator
　（ICD）　112, 190
International Primary Care Airways
　Group（IPAG）　182
intima-media thickness（IMT）　193
intravascular ultrasound（IVUS）　7,
　88

ivabradine　58

J
JACSS　10
JCAD 研究　10
J-CHF 試験　54
J-MELODIC 試験　156
JPPP 試験　229
J-RHYTHM registry　75
J 型現象　36
J 波症候群　95

K
Kerley's B line　215

L
late catch up　92
long-acting anticholinergic agent（LAMA）
　179
long-acting beta agonist（LABA）　179

M
Marfan 症候群　101
metoprolol succinate　51
mitral valve plasty（MVP）　113
mitral valve prolapse（MVP）　113
mitral valve regurgitation（MR）　113
mitral valve replacement（MVR）　113
mitral valve stenosis（MS）　112
MOCHA　54
MONA　99
MUCHA　55

N
Na^+/Cl^- 共輸送体（NCC）　133
Na 排泄障害　133
novel oral anticoagulant（NOAC）　138,
　164

O
obstructive sleep apnea（OSA）　106
onset to balloon time（OTB）　99

P
percutaneous cardiopulmonary support（PCPS）209
percutaneous coronary intervention（PCI）2, 87, 111
──デバイス　90
peripheral arterial disease（PAD）166
peri-stent contrast staining（PSS）89
polyvascular disease　169
pulmonary embolism（PE）159, 207
pulmonary vein isolation（PVI）111

Q
QT 延長　125

R
Rac1-MR 系　133
RACE Ⅱ 試験　64
RE-ALIGN 試験　142
ring-like sign　205

S
Sgarbossa electrocardiography criteria　94
SHIFT 試験　61
short-acting anticholinergic agent（SAMA）179
short-acting beta agonist（SABA）179
SPORTIF　47

T
thoracic endovascular aortic repair（TEVAR）106
torsades de pointes　125
Trans-Atlantic Intersociety Consensus（TASC）167
transcatheter aortic valve implantation（TAVI）113
TREAT-AF　46

U
UPLIFT 試験　181
US Carvedilol 試験　52

V
Vaughan-Williams 分類　33

W
Wells criteria for DVT　160
Wells criteria for PE　207
withdrawal syndrome　114
WNK4-NCC 系　133
WPW 症候群　23

和文

あ
アスピリン　167, 226
アミオダロン　111
アルドステロン・ブレイクスルー　114
アンジオテンシンⅡ受容体拮抗薬（ARB）40, 114
アンジオテンシン変換酵素（ACE）阻害薬　40, 114
安定狭心症　1

い
イソプロテレノール　189
一次予防　223, 226
一過性低血圧　176
遺伝子多型性　130

う
植込み型除細動器（ICD）112, 190
右室流出路起源心室頻拍　23
右側胸部誘導　97
運動負荷心電図　121

え
永続性心房細動　73
塩分排泄遺伝子　133

か
拡張機能障害　17

拡張不全　17
拡張不全性心不全（HFpEF）　16，115
下肢深部静脈血栓症（DVT）　159，207
下肢浮腫　159
下大静脈（IVC）フィルター　210
家庭血圧　37
カテーテルアブレーション　22，34，
　　70，144
カテーテル焼灼術　111
カリウム保持性利尿薬　152
カルシウム拮抗薬　4，39，48
カルベジロール　51
冠危険因子　219
間欠性跛行　165
間質性肺炎　111
間質浮腫　215
完全左脚ブロック　94
感染症　116
冠動脈CT　199
冠動脈血管内超音波検査（IVUS）　7，88
冠動脈血行再建　111
冠動脈バイパス手術（CABG）　4
冠動脈プラーク　221

き
機械弁　142
気管支喘息　114
キニジン　127，189
急性冠症候群（ACS）　1，5，222
急性心筋梗塞　82
急性低血圧　173
吸入ステロイド　180
吸入配合薬　181
狭窄度分類　203
狭心症　8，41
胸水　215
虚血性心不全　111
巨大陰性T波　82
起立性低血圧　176

く
クロピドグレル　167

け
頸静脈怒張　214
継続的支援　110
頸動脈エコー　192
頸動脈狭窄　196
頸動脈硬化　194
頸動脈ステント（CAS）　196
頸動脈内膜剥離術（CEA）　196
経皮的冠動脈インターベンション（PCI）
　　2，87，111
経皮的心肺補助装置（PCPS）　209
血漿アルドステロン　133
血清エリスロポエチン値　115
血栓溶解療法　209

こ
高LDLコレステロール血症　221
降圧目標　38，41
降圧薬　38
高カリウム血症　114
恒久的ペースメーカー　118
高血圧　132
抗血小板薬　3
　　——2剤併用療法（DAPT）　88
甲状腺中毒症　70
後壁梗塞　95
骨髄異形成症候群　115
混合型プラーク　204

さ
サイアザイド系利尿薬　152
細胞外水分量　136
細胞内水分量　136
左室収縮　15
　　——機能の改善　114
　　——の保持された心不全（HFpEF）
　　　　16，115
左室流出路狭窄　84

左心耳機能　69
左房食道瘻　26

し
ジギタリス製剤　44
糸球体濾過率　132
ジゴキシン　44
脂質異常症　221
持続性心房細動　73, 78, 147
ジソピラミド　127
失神　186
シベンゾリン　127
脂肪量　136
収縮不全性心不全（HFrEF）　114
周術期死亡　26
修正 Medical Research Council（mMRC）
　スコア　182
循環血液量　136
症候性低血圧　173
硝酸薬　4, 8
　――耐性　11
食塩感受性　132
食塩感受性高血圧　132
食塩摂取量　132
食塩非受性高血圧　132
食後低血圧　176
食道迷走神経麻痺　26
除細動効果　46
徐脈　114
シロスタゾール　167, 189
心アミロイドーシス　70
心移植　116
新規抗凝固薬（NOAC）　138, 164
腎機能増悪　114
心筋逸脱酵素　96
心筋虚血　31
心筋梗塞　143
　――疑い　94
　――後　41

心血管イベント予防　226
心原性ショック　8
心原性塞栓症　97
人工弁　142
診察室血圧　37
心室期外収縮　28
心室細動　186
心室頻拍　186
心-腎連関　115
腎性貧血　115
心臓再同期療法（CRT）　116
心タンポナーデ　26
心停止　186
心拍出量　132
心拍数　58
　――減少　54
　――調節治療　63
心破裂　84, 97
深部静脈血栓症（DVT）　139, 159, 207
心不全　42, 51
心房細動　44, 58, 63, 73, 111, 144
　――分類　73
心房粗動　23, 111
心房頻拍（AT）　23

す
睡眠時無呼吸症候群　70, 123
スタチン　3, 221
ステント　87
ステントグラフト内挿術　106

せ
生体吸収スキャフォールド　90
生体電気インピーダンス（BIA）法　136
生体弁　142
石灰化　205
　――スコア　202
　――プラーク　204

前失神感　186
全身性塞栓　138

そ
僧帽弁逸脱症（MVP）　113
僧帽弁狭窄症（MS）　112
僧帽弁形成術（MVP）　113
僧帽弁置換術（MVR）　113
僧帽弁閉鎖不全症（MR）　113
足関節上腕血圧比（ABI）　165
塞栓リスク　78
ソタロール　127
ソフトプラーク　204

た
体液貯留　133
体液量評価法　136
体水分量　136
体成分　136
対側心電図　97
大動脈弁狭窄症（AS）　113
大動脈弁留置術　113
大動脈瘤　101
高安動脈炎　101
たこつぼ心筋症　80
ダビガトラン　139

ち
チトクローム P450（CYP）　130
チーム医療　110
長期持続性心房細動　73
長時間作用型カルシウム拮抗薬　39
陳旧性心筋梗塞　111

て
低カリウム血症　129
低血圧　8，114，172
低酸素血症　116
低蛋白血症　116
鉄欠乏性貧血　115
電気生理学検査　121
電気的肺静脈隔離術　25

と
洞調律維持治療　63
洞不全症候群　118
動脈硬化　101，192
特発性心室頻拍　23
トロポニン T　96

な
内膜中膜複合体厚　193
ナトリウム排泄型利尿薬　151

に
二次性低血圧　174
二次予防　223，226
ニフェカラント　127
尿細管 Na 再吸収　132

の
脳血管疾患　224
脳梗塞　73，138

は
肺気腫　179
肺血管陰影　215
肺静脈隔離術（PVI）　111
肺静脈閉塞　26
肺水腫　215
肺塞栓症（PE）　159，207
背側誘導　95
排尿後低血圧　176
バソプレシン受容体拮抗薬　153
晩期再狭窄　92

ひ
非石灰化プラーク　204
ビソプロロール　51
肥大型心筋症　69
貧血　115
頻脈誘発性心筋症　147

ふ
不安定プラーク　205，222
不整脈関連死　45
プラーク　204

──安定化　6
プラザキサ®　27
プロカインアミド　127
プロスタグランジン製剤　167

へ
ベアメタルステント（BMS）　89
閉塞性睡眠時無呼吸（OSA）　106
閉塞性動脈硬化症（ASO）　165，224
ペースメーカー植込み　111，118
ベプリコール®　27
ベプリジル　127，189
ベラパミル感受性心室頻拍　23

ほ
包括的管理　110
房室回帰性頻拍（AVRT）　23
房室結節リエントリー性頻拍（AVNRT）　23
発作性上室頻拍　23，111
発作性心房細動　73，78，147
本態性低血圧　173

ま
末梢血管抵抗　132
慢性腎臓病（CKD）　115，220
慢性心不全　109
慢性低血圧　173
慢性閉塞性肺疾患（COPD）　114，179

み
ミネラルコルチコイド受容体（MR）　133
　　──拮抗薬　40，114，152
脈拍コントロール　46

や
薬剤溶出性ステント（DES）　2，87
薬剤溶出性バルーン（DCB）　90
薬理学的プレコンディショニング　13

ゆ
輸入細動脈　132

よ
陽性リモデリング　205

り
リウマチ熱　112
リズムコントロール　63
利尿薬　40，109，151
　　──抵抗性　154
リバウンド現象　13
リバースリモデリング　53，114
リハビリテーション　182

る
ループ利尿薬　151

れ
レートコントロール　63
レニン・アンジオテンシン・アルドステロン（RAA）系阻害薬　114

わ
ワルファリン　113，138

むかしの頭で診ていませんか？ 循環器診療をスッキリまとめました

2015 年 8 月 10 日　第 1 刷発行	編集者　村川裕二
2016 年 9 月 20 日　第 4 刷発行	発行者　小立鉦彦
	発行所　株式会社　南 江 堂

〒113-8410 東京都文京区本郷三丁目 42 番 6 号
☎(出版) 03-3811-7236　(営業) 03-3811-7239
ホームページ http://www.nankodo.co.jp/
印刷・製本　壮光舎印刷
装丁　花村 広

Learn Clinical Cardiology in Fast and Easy Way
Ⓒ Nankodo Co., Ltd., 2015

定価は表紙に表示してあります．
落丁・乱丁の場合はお取り替えいたします．

Printed and Bound in Japan
ISBN978-4-524-25811-6

本書の無断複写を禁じます．

JCOPY 〈(社)出版者著作権管理機構 委託出版物〉

本書の無断複写は，著作権法上での例外を除き，禁じられています．複写される場合は，そのつど事前に，(社)出版者著作権管理機構(TEL 03-3513-6969，FAX 03-3513-6979，e-mail: info@jcopy.or.jp)の許諾を得てください．

本書をスキャン，デジタルデータ化するなどの複製を無許諾で行う行為は，著作権法上での限られた例外(「私的使用のための複製」など)を除き禁じられています．大学，病院，企業などにおいて，内部的に業務上使用する目的で上記の行為を行うことは私的使用には該当せず違法です．また私的使用のためであっても，代行業者等の第三者に依頼して上記の行為を行うことは違法です．